細胞が生き返る

奇跡の「脂《あぶら》」食革命

JN065927

ジョセフ・マーコーラ［著］
石黒成治［訳］

三笠書房

◇目次

2章 細胞が生き返り、病気が治っていく食べ方がある
――「代謝システムを変える食事法」のすごい力

3章 摂りすぎると怖い、たんぱく質のジレンマ
――なぜ、肉や魚を食べすぎてはいけないのか

4章 過剰な「鉄分」があなたの健康を脅かす
――多くの人が知らない「鉄分信仰の弊害」

5章 体内で「きれいに燃える」ものだけを食べなさい
――細胞を元気にするために、今摂るべきもの

6章 「ミトコンドリア代謝改善法」こうやればいい
——早い人なら一週間で変化に気づく!

7章 これから目指すべきは「脂肪燃焼体質」

――スッキリするのは体だけではない！

8章

「もっとずっと若々しく、元気に」の希望は叶う

――この基準値を自己チェック

9章 「空腹の心地よさ」と「健康」は比例する
――食べない時間が、より豊かな人生を育む

巻末ガイド

「ミトコンドリア代謝改善法」の進め方

「いつも食べている食事」が体にどう影響するのか、
何をどう食べれば細胞が活性化するのか――ここまで的確に書かれた本はほかにない
石黒成治

本書の脚注は、三笠書房ホームページ内で
閲覧・ダウンロードしていただけます。
https://www.mikasashobo.co.jp

編集協力　江種美奈子

◇プロローグ

人間の生命力は「脂質」にかかっている

体を常に最適なコンディションに整える研究を五十年にわたって続けてきた私の経験をみなさんとシェアするために、この本を上梓した。

私が定期的な運動習慣を持つようになったのは十代の頃だ。きっかけはアメリカの運動生理学者ケネス・クーパー博士の著書『エアロビクス』だった。当時健康に関心を持った私は、その十年後に医学部に進学することとなる。

しかし時代の潮流には勝てず、一九六〇～七〇年代に一世を風靡《ふうび》した低脂肪、高炭水化物のダイエットに、私も見事にはまってしまった（ちなみにこのダイエットの食事法は、現在、私が理想とするものとは真逆の理論にもとづいたものである）。

さらには医学生として、またホームドクターの研修医として過ごした七年間で、対症療法を目的とした薬物投与による既存の医療モデルに私はすっかり洗脳されてしまった。なぜなら慢性疾患の根本的な原因について考えるなどという発想自体、この時代にはなかったからだ。

しかし一九九五年、医者としてのそれまでの価値観が完全に覆《くつがえ》される出来事があった。十数人の内科医とともにグレートレークス・メディカル・アカデミーの会議に出席した際、ロン・ローズデール医師の、代謝（メタボリズム）に関する臨床生化学の講演を聴いたのだ。三時間以上に及んだその講演の内容は、糖尿病、肥満、心疾患、がん、関節炎などを含む慢性的な炎症性疾患や、神経変性疾患などを予防するには、インスリンの分泌レベルを抑えることが不可欠であるというものだった。

そして、結果的にこの講演を聴いたことが私の大きな転機となった。

その後の十年間、私は大学院に通い、ありとあらゆる栄養学のコースを受講して研鑽を重ね、そこで学び得た知識とローズデール医師から学んだ理論をもとに「食事」によって人々の健康を保つ治療を開始することになる。

私は臨床医として、この治療法によって二万五〇〇〇人という膨大な数の患者をケアしてきたが、その中には、アメリカで有数の医療機関に赴《おもむ》き、優秀な医師にかかっても快方に向かわず、私を訪ねてきた人も多くいた。

けれども私は、ほかの医者よりできがよかったわけではない。ただ、常に学ぶことを怠《おこた》らず、真摯《しんし》に健康を追求し、病気の原因をつきとめて治療する姿勢を忘れなかったことは大きいだろう。また、医薬品ありきの医療から一定の距離を保っていたことも結果的によかったのではないかと考えている。とはいえ、病気にならないためには精製された炭水化物や加工食品を避け、体によい食品を選ぶ必要性があることはわかっていたものの、良質の脂質を大量に摂ることで、ブドウ糖の代わりに脂質を燃やすように体の代謝機能を切り替えることのすばらしさを、まだ本当には理解していなかった。

●─がんの原因は「食事」による代謝異常

ローズデール医師の講演でインスリン・コントロールの重要性を知った私だったが、その二十年後、サイエンスライターのトラヴィス・クリストファーセンによる『「真実への挑戦」──医学の常識を覆すがんの代謝理論（Tripping over the Truth: How the Metabolic Theory of Cancer Is Overturning One of Medicine's Most Entrenched Paradigms）』を読み、そこで私は再びローズデール医師の講演を聴いたときのような衝撃を受けたのである。

その著書の中でクリストファーセンは、ローズデール医師の理論にもとづき、「ほぼすべての慢性疾患がミトコンドリアの代謝機能の欠陥によって引き起こされる」ということを、非常にわかりやすく説明していた。

実はミトコンドリアの代謝機能の欠陥は、体に取り込まれる炭水化物とたんぱく質の量が多すぎるために起こっている。

つまり、細胞の代謝異常は、過剰な炭水化物によってインスリン受容体とレプチン受容体の耐性が上がることと、過剰なたんぱく質によってｍＴＯＲという酵素（ラパマイシン標的たんぱく）の代謝シグナル伝達系が活性化されて引き起こされるのだが、こういった専門知識はともかく、バランスを欠いた炭水化物とたんぱく質の摂取が諸悪の根源だということを覚えておいてほしい。

一世紀以上もの間、がんは細胞核の遺伝情報に異常が起きたために発生する、遺伝的な病気だと科学は説明してきた。だが私が本書で説明することは、これと真っ向から対立するものだ。私はとにかく、みなさんに現実を見ていただきたい。なにしろアメリカでは、一九七〇年代のニクソン大統領の時代からオバマ大統領まで続いた「がんとの闘い」に、莫大《ばくだい》な予算を投じてきた。それにもかかわらず、結果は惨めなものに終わっている。

アメリカでは一日に一六〇〇人ががんによって命を落としている。[1] そして世界的に見れば、がんで亡くなる人は一日に二万一〇〇〇人もいる。[2] さらに二〇一一～一三年の調査によれば、人口の四〇％は一生のうちに一度はがんと診断される可能性があるという。[3]

しかし、このように多くの人を苦しめるがんも本当は予防できる病気なのだ。しかし、いまだに撲滅できていないのはなぜか？　それは科学者たちが間違った理屈にもとづいて研究しているせいである。

成人に発生するがんの大半はＤＮＡの損傷が原因ではない。

大事なことなのでもう一度言おう。がんは遺伝子の異常ではなく「代謝の異常」によって引き起こされるのだ。

●──ミトコンドリアが活発に働く体は無敵である

ミトコンドリアの働きについて簡単に説明しよう。ミトコンドリアはあなたの細胞の中にあり、その代謝機能によって食べ物や呼気からエネルギーを取り出す。

だから体内にあるミトコンドリアの多くに異常が発生すると、細胞の働きが悪くなり人体の生理が狂ってしまう。その結果、私たちの体はがんなどの慢性疾患に対して無防備になってしまう。

この考えを突き詰めると、がんなどの慢性疾患の治療法は今日までに確立された方法とはまったく違うものになる。なぜならば「代謝の異常」によって病気が引き起こされるなら、その病気を治すには、それを正常な状態に戻せばよいだけだからだ。これから本書では、その戻し方を説明するが、その大前提が、「あなたが毎日食べるものが、直接ミトコンドリアの機能に反映される」ということだ。

つまり、ミトコンドリアの働きを活発にする食べ物をきちんと摂れば、ミトコンドリアの遺伝情報が欠損する可能性が低くなり、その結果、病気を引き起こす生化学的な反応を未然に防ぐこと（がんなどの慢性疾患の予防）ができるのだ。

もう一つ、私が本書を書き始めたきっかけについては、たくさんの友人や同僚ががんによって命を落とすのを見ているしかできなかったことが大きい。特に、ジェリー・ブルネッティという「再生可能な農業」の第一人者でもあった才能ある友人の死はこたえた。

それから『きっと、星のせいじゃない。（The Faults in Our Stars）』という映画を見たことも影響している。ストーリーはがんを患《わずら》った十代の男女が出会い、恋に落ちるというものだ。この悲劇的でロマンティックな映画は涙なしでは見られないが、大好きな一本だ。

とはいえ、私だけでなく、私が取材した多くの専門家が考えるには、ジェリーの若すぎる死や、『きっと、星のせいじゃない。』にあるような悲劇は本来、起こらなくてよいことだ。なにしろがんの九〇％以上は予防できるか、もしくは治療ができるのだから。この事実をもっと多くの人に知ってもらいたい。

この本を書くまでに、私はミトコンドリアをテーマとした数多くの論文を精読し、多くの専門家に取材を重ね、最新の知識を蓄えてきた。

その中の一人、栄養コンサルタントで教育者でもあるミリアム・カラミアンは教育学修士、理学修士、臨床専門看護師の資格を持ち、がん患者に対するケトジェニック・セラピーの導入を専門としており、トーマス・シーフリード医師など、がんのメタボリック理論の専門家も頼りにする栄養学の大家だ。本書を書く上で、ミリアムが発見した情報や考察の多くが非常に参考になった。

●病気を治す「代謝機能」は食事でよみがえる

本書では、まず生理学や分子学のレベルで人体がどのように機能しているかを、わかりやすく、シンプルに、しかも科学的な根拠を用いて解説する。

そこから私が開発し、「ミトコンドリア代謝改善法（Mitochondoria Metabolic Therapy）」と呼んでいるプログラムに沿って何を食べ、どのように毎日の食事や生活を管理すればよいかを説明していこうと思う。

最初に簡単に触れておくと、ミトコンドリア代謝改善法とは、食事からの栄養をエネルギーに変えるときに、ブドウ糖の代わりに脂質を燃やすように、体の代謝機能をスイッチするためのプログラムである。このプログラムで脂質を燃やす体（脂肪燃焼体質）に切り替えることができれば、多くの慢性疾患の原因となるミトコンドリアＤＮＡの損傷を防ぐことができる。

ここで推奨する食事は、多くの良質な脂質と、適切な量のたんぱく質、少量の炭水化物からなるが、これは典型的な現代のアメリカ人の食事の正反対の食事と言ってよいだろう。

だが安心してほしい。ミトコンドリア代謝改善法の食事はおいしく、食べるほどに満足感が高まり、エネルギーに満たされるような感覚をもたらしてくれる。この食事を実践すれば、これまでダイエットなどで味わった空腹や飢餓感から解放され、世間にはびこる「食事療法」のひもじさやつらさを味わわなくてすむだろう。

ただし、食事を摂るタイミングが重要で、ファスティングの時間（食べ物を消化していない時間）を設ける必要がある。定期的に食べ物を消化しない時間をつくることで、糖から脂質への燃料の切り替えがよりスムーズになり、ミトコンドリアの機能も向上するためだ（詳しくは9章を参照）。

しかしファスティングといっても、丸一日何も食べないわけではない。食べない時間のほとんどは睡眠時間が充《あ》てられるので実践しやすいだろう。

●現代人にもっとも必要な「最新理論」

ここ最近ミトコンドリアと代謝機能の分野は、研究が活発にはなってきた。しかし依然として研究者の数は少なく、ましてやこの理論を実践する臨床医はわずかである。しかし、この研究は将来、がんやほかの多くの慢性疾患の標準治療になると私は確信している。だからあなたが今は健康でも、その健康をずっと維持し続けるために、ミトコンドリア代謝改善法を知っておいて損はない。本書の内容をあなた自身が確かめ、あなたとあなたの家族の健康のためにぜひ役立ててほしい。

もちろん現在の医療や研究の「主流」にいる医者や研究者の多くがこの理論を受け入れられず、批判していることも熟知している。しかし私を含め、ホリスティックな医療（個々の体の異常を体全体の異常としてとらえる医療）を目指してきた多くの人たちはこのような反応には慣れているし、科学的、理性的な証拠を提示するよう、努力している。

ちなみに私が直接、「主流」の研究者の批判を受けたのは、一九八〇年代の前半、私がまだ医学生だった頃が最初だ。腸内の微生物環境（マイクロフローラ）の改善を、薬物に代わる胃潰瘍《かいよう》の治療として提案したのだが、当時の指導医全員から強く批判された。

しかし、のちにマイクロフローラを変える治療は標準治療となり、このアイデアを授けてくださったバリー・マーシャル医師は、二〇〇五年（発案から二十五年後）にノーベル生理学・医学賞を受賞している（胃潰瘍の原因がヘリコバクターピロリ菌であることを発見）。

また、私が抗炎症薬のバイオックス（Vioxx）の危険性をいち早く公《おおやけ》にしたときも同じようなことがあった。私はアメリカでバイオックスの販売が承認される一年前に、この薬は心臓疾患や脳卒中を引き起こす危険なものだとニュースレターの読者に警告したが、販売元である製薬会社（メルク）がバイオックスを自主回収したのは発売から四年後のことだった。それまでに残念ながら六万人が死亡したと推定されている[4]。

　このように、長年「標準治療」とされてきた薬品や治療法が、実は間違っており、健康を害するものだと後から判明することは少なくない。

　そしてもちろん、がん治療も例外ではない。科学は常に進歩しているので、生物学においてもより客観的かつ、包括的《ほうかつてき》で、偏重《へんちょう》の少ない研究が進んでいることを踏まえつつ、過去の常識や理論が本当に事実かどうかを常に確認し修正することが求められている。

　本書にある情報の中には、いずれ役に立たなくなるものもあるだろう。よって、本書だけでなく、定期的に最新情報を確認することを強くおすすめする。自分と家族の健康のため、常にアンテナを張って情報を集めることも重要だ。私は今も最先端の研究者と連絡を取り合い、代謝機能に関する新しい論文は必ず確認しているし、知り得たことはすぐ情報を発信するようにしている。

　このような情報が、読者のみなさんの健康を維持し、向上させることに役立ち、本書がその裾野《すその》をさらに広げる一助となれば、これ以上にうれしいことはない。

1章

体は食事からの「脂肪」をもっと欲しがっている

――ミトコンドリア、フリーラジカル、そして体によい脂肪の真実

この本の読者は、次のような人をイメージしている。

・毎日食べるものが健康に大きく影響すると考えている人

・現在、自分自身もしくは身近な人の健康が害されている人

そして今、本書を手に取ってくれたあなたは、健康のために何をどのように食べればいいのかよくわからなかったり迷っていたりするのではないだろうか。

なにしろ食品業界や医薬品産業が、人々の健康の実現よりも自社の利益のために情報を操作するような世の中だ。自分が何を食べたらよいのかと思い悩むのも無理はない。

私は多くの人が直面しているこの問題について、かなりの時間を割いて最新の研究を読み、専門家に取材してきた。臨床医として二万五〇〇〇人の患者を診てきただけでなく、私自身、常に「本当に健康な食事」について調べ、考えてきた。

まず本章では、この本で紹介する食事法がなぜ体によいのかについて、根拠となる大きなポイントをいくつか説明する。そしてミトコンドリアの働きと、摂るべき脂質の種類、さらに今まで学会や医者、メディアや政府が推進してきた栄養指導がどれだけ間違っているのかについて明らかにしていく。

この章を読めば、ミトコンドリアを健康に保つことがいかに大切か、典型的なアメリカ人の食事が体にとっていかに有害かがわかるだろう。

「ミトコンドリア」――生きるエネルギーが生まれる場所

みなさんはこれまでに学校の授業やインターネットの情報でミトコンドリアやミトコンドリアに関係のある病気について聞いたことがあるかもしれない。

ミトコンドリアとは人体の細胞内にある小さな細胞器官である。ミトコンドリアは、食事によって体内に入る栄養と、呼吸によって体内に取り入れられる酸素を原料として、アデノシン三リン酸（ＡＴＰ）というエネルギーを合成するという重要な役割を担《にな》っている。

平均的な大人の体には、およそ一〇京個のミトコンドリアがあると言われているが[1]、その数は細胞の種類によって異なる。たとえば卵母細胞のような生殖細胞には数多く含まれているが、成熟した赤血球や皮膚細胞にはほとんどない。また、多くの細胞には、およそ八〇〜二〇〇〇個のミトコンドリアが含まれ、代謝機能が活発な細胞（心臓、脳、肝臓、筋肉など。心臓には細胞一個あたり五〇〇〇個のミトコンドリアがある）ほど、多くのミトコンドリアが存在する。

さらに、ミトコンドリアが合成するＡＴＰの量は一日あたり五〇kg弱にも及ぶという[2]。このエネルギーを大量につくり出すミトコンドリアが正常に働くことで体は健康に保たれ、さらには、がんなどの病気の発生を防ぐことができるのだ。

生きている限り、人間の体はエネルギーをつくり出し、そして消費する。このミトコンドリアが呼吸と食事によってATPというエネルギーを合成する作用を、「酸化的リン酸化」と呼ぶ。それに対して、がん細胞がミトコンドリアの外でブドウ糖を分解しエネルギーをつくり出す作用を「解糖《かいとう》」と呼ぶ。

ミトコンドリアによって生成されるエネルギーであるATPは「エネルギーの通貨」とも呼ばれ、このATPが脳機能から心臓の鼓動まで、体のすべてを動かしていると言ってよい。酸化的リン酸化が起こっているとき、ミトコンドリアではクレブス回路と電子伝達系と呼ばれる化学反応が起こっている。この二つの化学反応により、食べ物から電子が解放され、回路にとどまっている陽子とともにエネルギーをつくり出す。こうして解放された電子は酸素と反応して、最終的には水になる。

さらに電子の一部は回路から抜け出し、いわゆる活性酸素（ROS）になる。活性酸素は、酸素原子を含む分子に余計な電子が一つ以上ついているために、非常に不安定な状態にある。これがフリーラジカルのもとになるが、体内でつくられる活性酸素の九〇％以上がミトコンドリアで生成されている。

私たちは細胞を傷つけながら生きている!?

フリーラジカルは健康や美容によくないと言われることも多く、そのために抗酸化物質をサプリメントなどで摂っている読者も多いだろう（しかしサプリメントを摂取する必要はないことをすぐに説明する）。フリーラジカルが問題なのは、ほかの分子と酸化反応を起こすためだ。酸化反応とは、いわゆる「錆《さ》びる」状態である。電気的に不安定な分子が互いに反応し、電子をやり取りするごとに、その回数分だけ、フリーラジカルがつくられてしまう。私たちの体にはフリーラジカルから自らを守るために抗酸化防御機能が備わっているが、過剰につくられてしまうと防ぎきれず、細胞やミトコンドリアの細胞膜が壊される、脂質過酸化という反応が起きてしまう。

また、フリーラジカルはDNAの複製を阻害してDNA損傷を起こすことも知られており、その頻度は一日に一万〜一〇万回とも、一秒に一回とも言われている。(3) このDNA損傷によって生じる体内組織の変質が、アルツハイマー病、アテローム性動脈硬化などの心疾患、がん、白内障、パーキンソン病などといった六〇種類もの病気の原因となると言われている。

このようにフリーラジカルの存在は私たちの健康に大きく影響している。

しかし、フリーラジカルは決して病気の原因となるだけではない。実は次のような役割があることも知られている。

・メラトニン、一酸化窒素の生成や空腹感、脂肪の蓄積、老化に関する代謝機能の制御
・たばこの煙などの毒素や大気中の化学物質などの環境ストレス因子に対する反応
・抗がん剤効果(ある種の抗がん剤には、活性酸素を誘導して抗がん効果を発揮するものがある)
・運動の健康効果の誘導

つまり、活性酸素がすべて悪というわけではない。過剰に発生した場合に体に害を及ぼすということだ。よって、もし抗酸化作用のあるサプリメントを大量に摂取してフリーラジカルを中和しすぎてしまうと、体にとってよい効果を得られなくなるだけでなく、むしろ逆効果になることもある。

抗酸化物質の摂りすぎによる弊害の例には、がん細胞のミトコンドリアにある活性酸素が中和されてしまうことがある。がん細胞に集まったフリーラジカルには、アポトーシス(コントロールされた細胞の自殺)によるがん細胞の自壊を促《うなが》す効果があるのだが、抗酸化物質を摂りすぎてしまうことでこの働きが阻害されてしまうのだ。

よってがんの診断を受けている場合は、がん細胞が体内で生存しにくい環境をつくるのにビタミンC、ビタミンE、セレニウム、特にNアセチルシステインを制限する必要がないか、かかりつけ医に相談してみるとよい。

ただし、ホリスティックながん専門医が処方する高濃度ビタミンC（点滴）とリポソーム化されたビタミンC（経口）は、体内で過酸化水素となり、がん細胞を大量に死滅させることができる。もし、あなたのかかりつけ医がこのような効果を知らない場合には、本章を参考にしてもらうとよいだろう。

「体を害する物質（フリーラジカル）」を減らすには

それでは、体内の活性酸素の量を適正に保つにはどうするか？　私は増えた活性酸素を抗酸化作用のあるサプリメントなどを摂取して減らすよりも、そもそも体内で発生する活性酸素の量を減らせばよいのではないかと考えた。それを可能にするのが、本書で紹介するミトコンドリア代謝改善法にもとづいた食事法だ。つまり炭水化物の摂取を減らし、たっぷりの脂質と適切な量のたんぱく質の食事を摂ることによって、ミトコンドリアが生成するものを変えるのだ。

この食事法を実践すると、ミトコンドリアは脂質が分解されるときに発生するケトンを燃料としてエネルギーを生成するようになる。その結果、炭水化物を多く食べた場合と比べて、血糖値が上昇せず、二次的に発生する活性酸素やフリーラジカルの量が圧倒的に少なくなる。

ここで読者のみなさんに理解いただきたいのは、人の体は糖よりも脂質のほうを効率よく（きれいに）燃焼できるという事実だ。一方、食物繊維を含まない炭水化物を大量に摂ると、組織に損傷を与えるフリーラジカルが多く発生してしまう。つまり燃料としての炭水化物は燃えカスが多く、体を害する働きをするようになる。そして、それが体の組織、たんぱく質、細胞膜、DNAの損傷へと広がり、炎症や病気を引き起こすのだ。

ブドウ糖の代わりに脂質とケトンを燃料とした場合、ミトコンドリアが損傷する割合は三〇～四〇％減るとも言われている。つまり、食事を変えて脂質を燃やす体になれば、ミトコンドリアDNA、細胞膜、たんぱく質がより強く、より健康的になり、ダメージにも強くなる。

脂質を燃やす体になるには良質な脂質の摂取を増やし、さらに炭水化物の量を減らして血糖値を低く保つことが必要だ。このとき摂る脂質は、高品質で、できればオーガニックのものがよい。また理由は後述するが、工場で加工されたオメガ6系列の植物油も避けてほしい。

しかし、このような食事法は、ここ五十年ほどに広められてきた栄養指導や公的機関による健康情報と真っ向から対立するものだ。栄養に関する常識も少しずつ改められてきているが、まだ時間がかかるだろう。ここで、現在の栄養指導がどのようにしてできあがったのか振り返ってみたい。

肉食が心臓疾患を引き起こす——飽和脂肪酸に着せられた濡れ衣

二〇世紀の前半、アメリカでは心臓疾患が急増した。

一九五一年、アメリカの生理学者であるアンセル・キースは、その原因を調べるためにヨーロッパに出かけた。イタリアのナポリの住民が心臓疾患にかかる割合が低いという情報をもとに実施されたキースの調査が、のちにアメリカ人が何十年も抱えることになる「脂質恐怖症」の原因となる。

第二次世界大戦中、ヨーロッパ全土が戦場となったことは読者も知っているだろう。社会的なインフラが戦闘によって破壊され、地域によっては終戦後何年も飢餓に苦しんだ。なかでもギリシャやイタリアでは、一人あたりの食料水準がヨーロッパで最低だった（一九五一年の調査）。この時代にナポリを訪れたキースは、かなり特殊な状況で調査していたにもかかわらず、それが「伝統的な食生活」だととらえて調査をまとめてしまう。

キースは、ナポリの人々が主にパスタと具のないピザ、オリーブオイルがたっぷりかかった野菜、チーズ、食後に果物を食べてたくさんのワインを飲むことに気づいた。肉はほんの少量しか食べられておらず、「（庶民のように）週に一、二度ではなく、毎日肉を食べることができるのは……（中略）限られた富裕層だけだった」とキースは書き残している。

臨床検査技師だったキースの妻が検査を行ない、住民たちの血清コレステロール値を比較した。すると、「ロータリークラブの会員以外の」人々のコレステロール値が非常に低いことがわかった。これでキースは拙速《せっそく》にも、「肉食を控えることで心臓発作を予防できる」と結論づけてしまう。実は食事にチーズ（飽和脂肪酸が多い）が含まれていたのだが、その存在は都合よく忘れ去られていた（キースは自分に都合の悪い事実を無視する傾向が強い[4]）。


イタリアを離れたキースは、「飽和脂肪酸が心臓疾患を引き起こす」という自らの仮説を補強するため、心臓疾患の割合と飽和脂肪酸の摂取量が多い六カ国のデータを集めた[5]。キースが集めた証拠は一見、論理的で説得力があった。

たとえば、飽和脂肪酸を多く摂取するアメリカ人の男性は、少ししか摂らない日本人より心臓疾患で死亡することが多いなどと書かれていた。確かに日本人の飽和脂肪酸の摂取量は少ないが、砂糖や加工食品の摂取量も少なく、そもそもほかの国々より一人あたりの食事量が少なかった。だが、このような情報は省《はぶ》かれた。また、キースは自分の仮説どおりに説明できないデータが集まった国を恣意《しい》的に排除している。たとえば、フランスのデータが排除されたが、それは飽和脂肪酸の摂取量が多いのに心臓疾患による死亡は少なかったからだ。のちにキースはこの現象を「フレンチ・パラドックス（逆説）」と名づけている。

このように信ぴょう性の低い調査報告であったにもかかわらず、キースは論文数が多く、著作も次々にベストセラーとなったために、飽和脂肪酸が心臓病に関連があるという説が広く流《る》布《ふ》してしまったのだ。

人々の健康を害してきた「間違った常識」とは

キースはまた、権力者に取り入るのが上手だった。アイゼンハワー大統領が重い心臓発作を起こしたとき、キースは当時の大統領の主治医であるポール・ダッドリー・ホワイトと個人的なつきあいがあり、進言できる立場にあった。大統領が倒れた次の日の記者会見で、ホワイトが「飽和脂肪酸とコレステロールの摂取を控えることで心臓病を予防する」よう、一般市民に呼びかけたことからもわかる。[6]

キースは自分のネットワークを駆使してアメリカ心臓協会の栄養委員になった。一九六一年に協会は、キースが持ち込んだデータを元に報告書を出版する。そこには心臓病のリスクが高い患者は飽和脂肪酸の摂取を控えるようにと書かれていた。[7]

このようにして、アメリカの医療関係者と主要なメディアは、アメリカ人がそれまで何百年も食べ続けてきたバター、ラードをやめて、代わりにパン、パスタ、マーガリン、低脂肪乳、植物油を摂ることをすすめるようになった。

そして、この食事は、一九七七年に政府の推奨するガイドラインとしてまとめられている。[8]

だが、ゾーイ・ハーコム博士の研究によると、このガイドラインに科学的な根拠はなかった。[9]

ハーコム博士のチームによると、二四六七名の男性の食生活に対し、六種類の実験が行なわれていたが、総死亡率には変化がなく、異なる食事を摂った被験者間の心臓疾患による死亡率には優位性が見いだせなかった。

それにもかかわらず、ガイドラインには極端な要求が書かれていた。

曰《いわ》く、脂質の摂取を、一日に摂取する総エネルギー量の三分の一に、さらに飽和脂肪酸の摂取は一〇分の一にすることとあった。これが今日まで続く「脂肪との闘い」の始まりだ。

二〇一五年一二月に発表された米国農務省による最新の栄養ガイドラインでも「飽和脂肪酸

の摂取量は一日のエネルギー量の一〇分の一にすること[10]」と書かれており、方針は変化していない。

糖尿病、がん、肥満……脂質を控える食事法の惨めな結末

アメリカ人は長年、キースの仮説に従って動物性脂肪の摂取量を減らしてきた。一九八〇年に農務省の栄養ガイドラインが発表されたタイミングで、食品産業がより多くの低脂肪食品をつくるようになった。体によいバターやラードなどの飽和脂肪酸の代わりに、人体に害があるトランス脂肪酸、工場で精製された植物油、白砂糖が多く使われるようになり、この傾向にますます拍車がかかった。そしてこのような間違ったガイドラインを守ってきた結果、人々の健康状態は急激に悪化していくことになる。

・糖尿病

アメリカ疾病予防管理センターによると、一九七八年のアメリカで糖尿病と診断された人は五一九万人だった。それが二〇一三年には二二三〇万人と、三十五年で四倍以上に増えている[11]。

・肥満

アメリカ全国健康栄養調査によると、一九七六〜八〇年には成人の一六・四％が肥満、もしくは重度の肥満だった。本書の執筆時に入手できた最新の数字では、肥満、もしくは重度の肥満の人は人口の四五・六％だった[12]（『The Journal of the American Medical Association』より）。言い換えれば、一九七〇年代には肥満の人は六人に一人ほどだったのが、現在は二人に一人まで増えたということだ。

・がん

肥満は多くのがんのリスク要因になることが知られている。一九七五年には、新規にがんと診断される人の割合は一〇万人あたり四〇〇人ほどだった[13]。これが二〇一六年には一〇万人あたり四四九人と増加している[14]。

・心臓疾患

心臓疾患も肥満との関連が知られている。心臓疾患による死亡率は、一九五〇年代にピークを迎えてから減り続けているが、これは主に医療処置が高度化したためで、心臓病の罹患《りかん》率そのものは高いままだ。二〇一〇年の段階で、アメリカ人の三六・九％は何らかの循環器系の疾患を抱えており、これは増加傾向にある。アメリカ心臓協会の機関誌『Circulation』に発表された調査によると、二〇三〇年にはアメリカ人の四〇％以上が循環器系の疾患を抱えていると考えられている。[15]

糖と脂質による代謝の違いを理解できれば、読者にもこのガイドラインがいかに人々の健康に悪影響を与えてきたかが、よくわかるだろう。

ガイドラインがさらに問題なのは、体重を減らすように指導しているにもかかわらず、推奨する食事が低脂質（特に飽和脂肪酸を減らすように指示される）、高炭水化物であるために、非常に減量しにくいことだ。

炭水化物を摂ると、すい臓からインスリンが分泌される。血中のインスリン濃度が高いほど、体は脂肪を蓄えやすくなる。つまり、一九七七年にアメリカの政府がつくった食事に関する指針に従って、アメリカ人は脂肪を蓄えやすくする食事を続けてきたというわけだ。

ガイドラインに従って、パン、無脂肪のシリアル、スキムミルクを中心とした食事をして、週に何度かジムで運動する習慣を続けていたにもかかわらず、体重が減るどころか増えてしまった。

この場合、誰に責任を問えばよいのか。これまでの栄養ガイドラインや指針によれば、それは読者の責任だ。体重が増えたのは努力が足りなかったからとも、個々人のやり方が悪かったからとも言われる。だからこそ、私はミトコンドリア代謝改善法を多くの人に知ってもらい、読者の一人ひとりに「健康を取り戻す力」が備わっていることを知ってほしいと思っている。

実は体によい「飽和脂肪酸の真実」

現在、メディアや公的な医療機関が広めているガイドラインや説明も、一九五〇年代からある主張からほとんど変わっていない。それは「飽和脂肪酸はＬＤＬコレステロール値を上げ、動脈に血栓をつくり心臓疾患の原因となるから、食べてはいけない」というものだ。

だが、この政府によるガイドラインですら仮説にもとづいたものであり、しかもその仮説は証明されていない。それどころか飽和脂肪酸と心臓疾患には実は関連がないことが、ここ数十年間の研究からわかってきた。

かつて飽和脂肪酸が心臓疾患の原因であることを示すために、アメリカを含む七カ国で大規模な臨床試験のデータが使用された。だがこのデータは、飽和脂肪酸の摂取を減らすことが心臓疾患の予防になり、寿命が延びることを証明しているわけではない。また、飽和脂肪酸の摂取を減らすことで総死亡率が減ったことを証明したわけでもない。

にもかかわらず飽和脂肪酸がＬＤＬコレステロール（いわゆる「悪玉コレステロール」）を増やすものだから、飽和脂肪酸が悪者だという誤解が世間に広まってしまった。しかし本当はＬＤＬコレステロールやＨＤＬコレステロールの数値は、単に血中のリポたんぱく質（脂肪を運ぶたんぱく質）の量を示す値に過ぎない（ＬＤＬは低密度、ＨＤＬは高密度のリポたんぱく質のこと）。

さらに言うと、ＨＤＬコレステロールはむしろ心臓疾患のリスクを減らす働きがあるため、総コレステロール値でリスクを測ること自体意味がない。それどころかＨＤＬコレステロール値が高いために総コレステロール値が高いとすれば、心臓疾患のリスクは逆に低いと言える。

このように飽和脂肪酸には、心臓疾患のリスクを減らしてくれるＨＤＬコレステロールを増やしながら、ＬＤＬコレステロールを増やすという両方の働きがある。しかしＬＤＬコレステロールの増加のほうも、次の事実を理解していればそれほど怖いことではない。

なぜなら、実はＬＤＬコレステロールには種類が二つあるからだ。一つは大きくてふかふかしたＬＤＬコレステロールで、もう一つは小さくて密度の低いＬＤＬコレステロールだ。

現在、大きくてふかふかしたＬＤＬコレステロールは心臓疾患に影響しないことが研究で明らかになっている。しかし一方の小さくて密度の低いＬＤＬコレステロールは酸化しやすく、心臓疾患を引き起こしやすい。理由はＬＤＬコレステロールの粒子が小さいため、血管壁に浸透しやすく、血管内にたまりやすいからだ。

具体的に言うと、小さく低密度のＬＤＬコレステロールが多い人は、大きくふかふかしたＬＤＬが多い人の三倍、心臓疾患のリスクが高くなる。[16] つまりＬＤＬコレステロールはその粒子の大きさによって、心臓疾患などの発症リスクが大きく変わるのだ。

合成されたトランス脂肪酸を摂ると、小さく密度の低いＬＤＬコレステロールのほうが増えてしまうが、飽和脂肪酸を摂れば、大きく、ふかふかした良性のＬＤＬコレステロールを増やしてくれるだけでなく、体内にある小さく低密度のＬＤＬコレステロールを大きくふかふかした、心臓疾患に影響しないＬＤＬコレステロールに変える可能性もあると言われている。[17][18]

また、精製された砂糖や炭水化物を含む食べ物（たとえばパン、ベーグル、炭酸飲料）を摂ることで、小さく低密度のＬＤＬコレステロールが増えることも知られている。[19] みなさんには不飽和脂肪酸と白砂糖、炭水化物の組み合わせのほうがよほど体に悪いことを知っておいてほしい。

また、飽和脂肪酸には次のような効果があることもわかっている。

飽和脂肪酸のうれしい効果

・細胞膜やホルモン、ホルモン様《よう》物質の材料となる
・カルシウムなどのミネラルの吸収を助ける
・ビタミンA、D、E、Kなどの脂溶性ビタミンを血中で運ぶ
・カロテンをビタミンAに変換する
・コレステロール値を下げる（パルミチン酸、ステアリン酸）
・抗生物質の働きをする（カプリル酸）
・脂肪がケトン化されたときに最適な燃料となる
・満腹感や満足感を与える（味が濃く、栄養素が少ない加工食品を食べたくなくなる）
・遺伝情報の調節を行ない、がんの発生を防ぐ（酪酸《らくさん》）
・ＬＤＬコレステロール値が上がる（大きくふかふかしたＬＤＬが増えるため、心臓疾患のリスクは増えない）
・体によいＨＤＬコレステロール値が上がる
・ミトコンドリアの燃料として使われた場合、炭水化物を燃料としたときよりも排出されるフリーラジカルの数がずっと少ない

ここまで読んで、「飽和脂肪酸は実は健康によい」ということがおわかりいただけたと思う。よって健康のことを考えるなら、この「体によい脂肪（飽和脂肪酸）」の摂取をもっと増やさなければならない。また、この「体によい脂肪」には、飽和脂肪酸だけでなく、一価不飽和脂肪酸（アボカドや特定のナッツに含まれる脂肪酸）、オメガ3系列の脂肪酸も含まれるということに注目してほしい。つまり、飽和脂肪酸、一価不飽和脂肪酸、オメガ3系脂肪酸の摂取を増やしながら、一方で精製された植物油と天然由来のオメガ6系列の脂肪酸（一般的なナッツや種子類に含まれる脂肪酸）の摂取を制限していく必要があるということだ。

この説明だけでは、実際の食生活は想像しにくいと思う。効果的な食事内容については次の章で詳しく説明するのでご安心を。

まずは、「体によい脂肪をたっぷり摂り、精製された植物油は摂らないようにする」、これだけ覚えておけば大丈夫だ。

2章

細胞が生き返り、病気が治っていく食べ方がある

――「代謝システムを変える食事法」のすごい力

さて、この章で詳しく説明する食事法だが、あなたが目指すゴールによってそのやり方は変わってくる。もし食べ方を少しだけ改善して、今より少しだけ健康になりたいという人ならば、炭水化物、たんぱく質、脂質の割合を見直し、それを普段の食事に取り入れるだけでも十分な効果があるだろう。

しかし、今すでに健康に不安があるという人、または健康だが、さらなる体の「超変化」を求めている人には、本書のミトコンドリア代謝改善法による食事法をおすすめする。

この食事法であなたの体に起こる「超変化」

前章で説明したようにミトコンドリアは、人体のほとんどすべての細胞に存在して私たちの健康に深く関わっており、細胞が正常に働くために必要なエネルギーの九〇%をつくり出している。

このミトコンドリアの機能が損なわれると（これはアメリカ人が好む典型的な食事――低脂肪、高たんぱくの加工食品ばかりの食事を摂ると簡単に起こる）、代謝機能に異常が生じて、細胞やミトコンドリアＤＮＡが傷つき、自然な回復ができなくなる。

よって、がんなど多くの病気の予防や克服には、まずミトコンドリアの機能を正常に戻すことが大切だ。私が開発した食事法は、ミトコンドリアの働きを常に最良にするために、どのような燃料（食べ物）を、どのタイミングで摂るかを考え抜いたものである。つまり、ミトコンドリアの機能に着目して、慢性疾患や極端なエイジング（老化）を根本から治療するために開発されたものだ。

しかしミトコンドリアの機能には注意も必要だ。なぜなら、その働きによっては諸刃の剣となり得るからだ。

たとえば、ミトコンドリアにはＡＴＰの生成やアポトーシス（コントロールされた細胞の自殺）、オートファジー（細胞内の不要なたんぱく質を分解）やマイトファジー（不要なミトコンドリアを分解）を制御する働きがあり、それによって慢性疾患の原因となる「汚い細胞」を体から追い出してくれている。

だが、ミトコンドリアの中（特に傷つきやすい内膜と外膜）では、活性酸素とフリーラジカルによる損傷も多く発生する。だから、ミトコンドリアを活性化するにあたっては、できる限り効率的なＡＴＰ生成を促していくことが大事である。言い換えるなら、食べ物が体内で代謝されるときに生じる不都合をいかに小さくできるか、が重要だ。

幸いなことに、ブドウ糖の代わりにケトンを代謝することができれば、フリーラジカルの発生を少なく抑えることができ、血糖値も低く保てる。その結果、酸化によるダメージを減らすことができるのだ。

糖の代わりに「脂肪」を摂るだけで……

ミトコンドリア代謝改善法による食事法には、これまで説明してきた効果に加え、次のような効用もある。

①頭脳が明晰《めいせき》になる

脳の六〇%は脂質からできている。そのため、脳がその機能を存分に発揮するためには、よい脂質を摂ることが必要だ。

一方、脂質ではなく糖や穀物を摂りすぎてしまうと、神経の機能不全や損傷を引き起こし、脳の機能は十分に発揮されなくなる。これは、過剰な糖や穀物によって正常なインスリンの分泌と機能が妨げられることによる。インスリンには細胞の活動を正常に制御する役割もあるからだ。(1)

砂糖とアルツハイマー病との関連が見つかったのは二〇〇五年のことだ。そのため、アルツハイマー病は「三型糖尿病」と呼ばれたりもする。糖尿病の患者がアルツハイマー病を発症する確率は、健康な人の二倍になる。糖と炭水化物の含有率の高い食べ物を除去し、脂質を燃焼できるようになれば脳の働きは向上する。認知症予防になるのも不思議ではない。

筆者自身、この食事法を実践していなければ、本書を書き終えることは無理だっただろう。この食事法のおかげで新しいアイデアが爆発的に増えたと実感している。

②食事の満足感が持続する（すぐにお腹が空《す》かない）

加工食品には添加物、糖、精製された油や炭水化物などが多く含まれ、しかもそれらはとても中毒性が高い。そのことはすでに多くの研究によって示されている。(2)(3)

それにもかかわらず、食品業界が科学的に加工食品の「口当たり」を改善し続けていることによって、体は必要としていないのに、その味が忘れられずに食べ続けてしまうことが多い。また、糖の摂取が常態化していると、食後、一定の時間が経って血糖値が下がると猛烈に飢餓感を抱くようになる。そしてその飢餓感を解消しようとしてたくさん食べるという悪循環に陥ってしまう。

その点、大量に摂取しても血糖値に影響しない脂質ならばその心配はない。また、脂質は自然と満腹感を得られるので必要以上に食べたいとは思わなくなる。

糖を燃料としている限り、体脂肪を燃やすことは容易ではないが、「脂質を燃料とする体」になるスイッチを入れることができれば、何千カロリーもある自分の脂肪を燃やして必要なエネルギーをつくり出せるようになる。(4) それによって、これまで経験したような飢餓感にも悩まされずにすむ。

③がんの予防や治療につながる

先にも少し触れたが、近年のがん研究では、がんの原因は遺伝子の異常ではなく、その前に発生するミトコンドリアの代謝機能の欠陥にあることが明らかになってきている。

ミトコンドリアの機能不全によって発生した活性酸素によって遺伝子の異常が起こり、エネルギーをつくり出せなくなる。活性酸素はさらにミトコンドリアを傷つけ、さらなる異常を引き起こす、という悪循環に陥る。

この現象は、一九三一年にノーベル生理学・医学賞を受賞したドイツの生理学者オットー・ワールブルクが発見した「ワールブルク効果」によって説明できる。ワールブルクは、がん細胞の代謝機能が正常な細胞とは異なることを突き止めた。がん細胞にあるミトコンドリアの多くは機能不全に陥り、エネルギー生成ができないため、細胞質において乳酸発酵により糖を分解してＡＴＰをつくり出す。

ジョンズ・ホプキンズ大学のピーター・ピーダーセンの研究からも、がん細胞では、正常に機能するミトコンドリアが極端に減っていることがわかっている。二〇一二年に発表された『代謝機能の病としてのがん（Cancer as a Metabolic Disease）』でも知られるシーフリード博士もまた、「がんは遺伝子の異常によって生じる」説に反論している。

シーフリード博士は著書の中で、遺伝的な異常がないがんはいくつかあるが、それらもエネルギーの生成を発酵に依存していることを指摘している。また、ヒ素やアスベストなどの発がん性物質が直接的に遺伝子の異常を引き起こすわけではなく、むしろミトコンドリアの機能不全によってエネルギーがつくり出せなくなることが、ワールブルク効果やがんを引き起こす原因になるという。

さらにシーフリード博士は、正常に機能するミトコンドリアを持つ正常な細胞の中にがん細胞の核を移植すると、がん細胞の増殖が止まることも報告している。乳がん細胞の中にある異常なミトコンドリアを正常な細胞から採取したミトコンドリアに入れ替えると、がん細胞の核が残っているにもかかわらず、乳がん細胞の異常な成長や転移がなくなることもわかっている。

がんが細胞の遺伝情報の異常で引き起こされるものではないことを示す研究は、このほかにもたくさんある。

ミトコンドリア代謝改善法の強みは、がん細胞が代謝に使う加工食品、糖、穀物などの炭水化物を多く含む食品をできるだけ摂らない食事法なので、がん細胞にとってストレスの多い環境をつくり出せることだ。つまり、糖の消費からケトン消費へと代謝システムを切り替えることで、がん細胞が好むエネルギー源を絶《た》つことができる。これはがん細胞にとっては非常につらい環境と言える。(5)

さらに、燃焼効率の高い「きれいな」燃料が行きわたることで、酸化の悪影響と抗酸化物質の多用が抑えられ、ミトコンドリアの機能も最適化されるため、健康な細胞にとってもいいことずくめだ。

④腸内環境がよくなる

最近の研究では、体内には三〇兆個の細菌と、(6)一千兆個のウイルス（バクテリオファージ）が生息していると推測されている。人体は、ちょっとした「歩く微生物コロニー」なのだ。これらの微生物はさまざまな形で私たちの体を助けている。

・食べ物の消化を助ける

・腸の神経系を制御し、消化器官の働きを正常に保つ
・体内の炎症を抑え込む
・腸内環境を整え、腸とつながりの深い脳と心の健康も保つ

最近の研究では、腸内の細菌叢《そう》（マイクロバイオーム）は、食事、生活習慣、体内に入る化学薬品（市販薬、抗生物質、食肉に蓄積された農薬など）などによって急激に変化することが明らかにされている。この変化はよいものもあれば、悪いものもある。

だがこれからは、それらに左右されなくなり、腸内環境の質はよい状態で保たれる。糖、加工食品、人工甘味料など、腸内にいる微生物たちにとって好ましくない物質を排除するからだ。

⑤痩《や》せやすくなる

これまでのように糖を主なエネルギー源として消費する限り、体脂肪を燃やす機能は眠ったままだ。砂糖や炭水化物がとめどなく体に入ってくる状態では、肝臓が脂肪燃焼のスイッチを押すことはない。余分なケトンは尿と一緒に排出されるが、余分なブドウ糖は体脂肪として蓄積されてしまう。脂肪細胞ではレプチンなどの満腹感を調節するホルモンがつくられる。ブドウ糖を摂り続け、体脂肪が蓄積されてくると、血中のレプチンが増えすぎてレプチンが効かな

くなり満腹を感じられなくなってしまうのだ。つまり糖を主なエネルギー源にしていると、脂肪を燃やすどころか、脂肪の蓄積がますます活発になるという悪循環にはまってしまう。

このように、ホルモンは体重や食欲の管理に大きく影響する。そしてどのホルモンが体内で優勢になるかは、口にしたもので変わってくる。「今日、食べたものが、明日ホルモンが細胞に食べさせようとするものを決める」のだ。[7]

だからこそ食べるものを賢く選ぶことが重要だ。それによってレプチンやインスリンなど、体重の増減に影響するホルモン分泌をコントロールできるようになる。

糖の摂取を控えることで脂肪を燃料としてエネルギーをつくり出すように体に教え込み、脂肪が蓄積される悪循環から脱する。その結果、一般的にダイエットを始めると経験しがちな飢餓感などの苦しみを一切感じることなく、体重が自然と減っていくようになる。

⑥体の奥底からどんどん元気になる

糖を控えて、その代わりに脂質を摂るようになると、体内のミトコンドリアが元気になり、新しいミトコンドリアの発生も促される。体のエネルギー工場であるミトコンドリアが増えることで、体がますます元気になる。また、ケトン消費に代謝が切り替わると体内で発生する活性酸素が減るため、フリーラジカルを体内から排出するためのエネルギーを使わなくてすむようになる。それは、「エネルギーのボーナス」をもらうようなものだ。

⑦血糖値が低く抑えられる

炭水化物が多い食事を摂ると、血糖値が急激に上昇する。すると、すい臓からインスリンが分泌され、血糖値を下げる働きをする。過剰なブドウ糖は細胞に害となるため、血糖値はインスリンの力によって一定に保たれるようになっている。

しかし、常に糖や穀物が多い食事を摂っていると、血糖値は高いままの状態が続く。高いままの血糖値を下げるには以前よりも多くのインスリンが必要になる。この現象を「インスリン抵抗性」と呼ぶ。程度の違いはあるが、アメリカ人の四五％にはインスリン抵抗性があり、この数字は将来、もっと大きくなると考えられている。

ブドウ糖になりやすい食材（穀物、砂糖、炭水化物を多く含むもの）を摂らないようにすると、食事をしても血糖値を低く抑えることができ、血中のインスリン分泌も少なくてすむ。

⑧体内の炎症が減っていく

体内で糖が燃焼されると、汚い「燃えカス」が多く生まれる。これが、体内の炎症を悪化させてしまう。前述のように糖をエネルギー源とした場合、発生する活性酸素の量は脂肪の燃焼時より三〇～四〇％も多くなる。

ただし、脂質の中でもオメガ6系脂肪酸などの精製度が高く酸化しやすい油は、体内で炎症を引き起こしやすい。その点、ミトコンドリア代謝改善法はこれらのオメガ6系の脂質の摂取を減らし、体によいオメガ3系の油の摂取を増やすので細胞は健康を取り戻すことができる。(8)

⑨細胞の回復を促す（オートファジーとマイトファジー）

オートファジー（オートは「自分」、ファジーは「食べる」の意味）という、たんぱく質分解のための重要なしくみがある。このオートファジーによって体内から毒素が取り除かれ、損傷を受けた細胞質が新しくつくり変えられる。

オートファジーはミトコンドリアの中で起こる現象（ちなみに、ミトコンドリア全体が分解されたときは「マイトファジー」と呼ばれる）で、私たちの健康にとって非常に重要なものである。二〇一六年のノーベル生理学・医学賞はこのしくみを研究した日本の大隅良典博士に贈られている。(9)

もしもオートファジーやマイトファジーが起こる際、細胞の状態が悪かったらどうだろうか。活性酸素や炎症が多ければ、オートファジーをつかさどるミトコンドリアも損傷し、炎症を増やす分子を排出するようになるため老化現象が進んでしまう。これを防ぐにも、正常なオートファジーやマイトファジーを促す細胞環境を整えなければならない。

このオートファジーやマイトファジーを引き起こすのが、ｍＴＯＲ酵素（ラパマイシン標的たんぱく）だ。詳しくは3章で説明するが、ｍＴＯＲ酵素は細胞内で代謝をコントロールする。ｍＴＯＲ酵素が活性化すると、細胞の成長や再生、つまり細胞の修復が促される。ミトコンドリア代謝改善法の食事によってｍＴＯＲ酵素の機能を阻害する要素が抑制されるので、結果としてオートファジーやマイトファジーを促す効果がある。

⑩ミトコンドリアが活性化する

糖の代わりに脂肪を燃焼する体になると、正常なミトコンドリアの複製（生合成）が促されることが、現時点ではラットで確認されている。[10] ミトコンドリア代謝改善法によってミトコンドリアそのものも元気になるのだ。

ケトンの効用――「脂肪を燃焼し続ける体」になるために

ミトコンドリア代謝改善法において、「脂肪を燃焼する」とは「ケトンが消費されている」

ということだ。ケトンは、食べ物の脂肪や体脂肪などの脂肪からつくられる水溶性のエネルギー分子で、肝臓の細胞にあるミトコンドリアで合成される。ブドウ糖の代替燃料として利用されるが、ケトンは水溶性なので血中でたんぱく質に運ばれる必要もないし、細胞膜や血液脳関門も容易に通過できる。[11] だからケトンがあれば、人は何週間も食べずに生きることができる。つまりそれほど、ケトンはエネルギー源として優れているのだ。

これまで、脳はブドウ糖のみをエネルギー源としていると考えられてきたが（現在でもそう思い込んでいる医療関係者は多い）、これは五十年前にアメリカの糖尿病権威であるハーバード大学のジョージ・ケイヒル教授によってすでに否定されている。[12] 脳は、人体が摂取する総カロリーの実に二〇％も消費するため、脳にエネルギーが行きやすいように体はシステム化されていることがわかっている。

つまり脳自体、ブドウ糖のみを消費する普段の状態から、飢餓状態などの必要に応じてケトン消費の状態に移行できるようになっている。そのため、人は食べなくても数週間から一カ月ほどはケトンをエネルギー源として生き続けられる。

ちなみに記録に残っている最長の断食は一年と一七日間といわれているが、もしも人体がケトンを消費できなければ、このようなことは不可能だったはずだ。

こうしたケトンの働きはミトコンドリア代謝改善法でも重視されている。なぜならば血中にケトンが確認できれば、体内で脂質による代謝が行なわれていることがわかるからだ。

ケトンは次の三種類に分類できる。

①アセト酢酸　以下の二つのケトンの前身で、尿に排出される

②β《ベータ》ヒドロキシ酪酸　もっとも量が多いケトンで、血液の中を循環し、エネルギーとして使われる

③アセトン　呼気に排出される

医療の現場でも導入されつつあるケトーシス

しかしこれだけ説明しても、いまだにケトンを悪者だと考える人が、一般の人だけでなく、医療関係者にも多い。こうした誤解は、「栄養学的なケトーシス」の状態と「糖尿病性ケトアシドーシス」の状態を混同しているために起きているものだ。

「栄養学的なケトーシス」とは、体が脂肪を燃焼するスイッチが入った状態にあることだ。

この状態のとき、体は健康が保たれ、老化が抑えられる。血中のケトンも〇・五〜三mmol／ℓくらいに抑えられ、六〜八mmol／ℓより高くなることはほとんどない。また血糖値も七〇mg／dℓ以下と、健康なレベルに保たれていて問題はない。

しかし、「糖尿病性ケトアシドーシス」の状態は、インスリンが絶対的に欠乏している一型糖尿病によって引き起こされるものだ。ただちに適切な治療を受けなければならない状態である。インスリンは、肝臓でブドウ糖をつくる働きを抑制するために必要だが、一型糖尿病患者にはそれがないために、消化するものがなくても肝臓でブドウ糖を生成し続けてしまう。

この場合、血中のケトンは二〇mmol／ℓを超え、血糖値も二五〇mg／dℓを下らず、場合によっては四〇〇mg／dℓを超えることもある。異常な代謝が行なわれるために血液が急激に酸性に傾き、脱水症状になり、とても危険な状態だ。

また通常、血糖値が高ければケトンの生成は抑制されるはずだが、これもインスリンの欠乏によって正常に行なわれない。しかも体内にはブドウ糖がたくさんある状態のため、ケトンはエネルギー源として消費されることなく蓄積し続け、ケトアシドーシスが起こってしまう。

一方、栄養学的なケトーシスが起こっている体内では、長期間にわたってファスティング（断食）をしている場合を除いては、肝臓におけるブドウ糖の生成を抑制するだけの適量のインスリンが存在する。炭水化物の摂取が減っているため、体内のブドウ糖も減っており、脳もケトンの生成を制御できている。そのため、血中のケトンが増えすぎることもない。

このように、ケトーシスとケトアシドーシスはまったく異なる現象なのだ。

「アトキンス・ダイエット」で有名なアトキンス医師は、この二つの現象の違いについて早くから理解していた数少ない医者の一人だったが、当時の医療関係者と一般の理解は到底得られないだろうと考えて、もっぱら低炭水化物ダイエットとして自らの食事療法を打ち出すにとどまった。

しかし最近ではケトーシスの研究や実証が増えており、その効果が理解されてきたため、栄養学の勉強をきちんとしてこなかった医者もケトーシスの導入に前向きになりつつある。

病気を「根本」から治す食事法

ケトンが発見されたのは一九世紀後半で、糖尿病性ケトアシドーシスの患者の尿から見つかったものだ[13]。発見の経緯からケトンの第一印象はよくなかったが、その利点については近年では理解されている。

もし炭水化物を補給できなくなると、数日で人体は脂質からケトンを生成するようになる。人間はその時々の状況に合わせて複数の代謝機能を切り替えることができるのだ。つまり、いろいろな食べ物をエネルギー源にできるという柔軟性があったから、これまで人類は生き残ってこられたと言える。

そしてケトンには、それをエネルギーとすることで飢餓状態でも生き続けられるというだけでなく、次のような特徴もある。

・ケトンを消費する場合は、ブドウ糖の消費に比べて発生する活性酸素が少なく、ミトコンドリアへのダメージが少ない

・（ケトンを含む）脂質を燃焼するようになると、がん細胞が取り込める糖が減る。活性酸素も減るため、がん細胞の発生の抑制が期待される

・血中にもっとも多く存在するβヒドロキシ酪酸はさまざまな伝達機能を担っており、その効果は遺伝子発現にも影響する[14]

・ケトンには体内の炎症を減らす効果がある。具体的には、炎症を促進するサイトカインを抑制し、抗炎症の働きを持つサイトカインを促進する[15]

・ケトンは分岐鎖アミノ酸（ＢＣＡＡ）に構造が似ており、ＢＣＡＡの代わりに消費される。そのため、筋肉量の維持や増加の際、分解されるたんぱく質を減らすことができる。[16]ＢＣＡＡはまた、ｍＴＯＲ酵素（これはがんなどの病気にかかっているときに活発化する）の活性化を誘発するが、これもケトンによって抑制できる（ただし、スポーツ選手などが筋肉量を増加する際にはｍＴＯＲ酵素の活性化を重視することもある）[17]

・過酸化水素に刺激された脳細胞をケトンが守ることで認知症やアルツハイマー病が改善され

る可能性があることは、いくつかの研究で知られている[18]。過酸化水素は、血中の鉄分が多い場合に、ヒドロキシラジカルに変化するため、鉄分量には注意が必要だ（詳しくは4章を参照）。

・ケトンは脳内のミトコンドリア生合成を促す[19]

・ファスティングや低炭水化物ダイエットによって恍惚《こうこつ》感を得たという体験談は多い。ケトンはこのような幸福感の増進に役立っていると考えられるという報告もある[20]

このように、ケトンには数多くの利点がある。

だが本書の目的は、単に「栄養学的なケトーシス」を成立させるために十分なケトンを体内につくり出すということではない。「本当に健康によい食事をとって体が脂質を燃焼する状態を維持すること」を究極の目的としている。

だから筆者はこの食事法を「ケトジェニック・ダイエット」とは呼んでいない。その理由は、いわゆるケトジェニック・ダイエットが提唱しているような、単にケトンがたくさん分泌されればよいという話ではないからだ。

ミトコンドリア代謝改善法に取り組むということはつまり、ミトコンドリアを元気にすることでフリーラジカルのダメージをなるべくなくし、ひいては病気を根本から治すということである。あくまでそのための手段としてケトンがあるということを覚えていてほしい。

3章

摂りすぎると怖い、たんぱく質のジレンマ

――なぜ、肉や魚を食べすぎてはいけないのか

プロローグで書いたように、ローズデール医師から私は栄養学について多くを学んだ。なかでも健全なミトコンドリアの代謝機能におけるたんぱく質とインスリンが果たす役割について、彼から教わったことはとても大きい。

みなさんもご存じのように、たんぱく質は健康には欠かせない大切な栄養素だ。たんぱく質は体の中で、酵素、細胞受容体、伝達分子を組み立てるための部品、筋肉や骨のもとになっている。さらに、たんぱく質は血中で体に必要なものを運び、たんぱく質に含まれるアミノ酸はホルモンやビタミンの前駆物質である。

しかし必要以上にたんぱく質を摂取してしまうと、代謝産物の窒素《ちっそ》が増え、それを尿として排出しなければならないため腎臓に負担がかかってしまう。よって腎臓に疾患がある人にとっては、たんぱく質の摂りすぎは腎機能を低下させる要因となり得る。(1)

つまりいくらたんぱく質が体によいといっても、アトキンス・ダイエットやパレオ・ダイエット（旧石器時代の食事に近づけた食事法。たんぱく質、脂質、炭水化物をまんべんなく摂り、精製された加工食品や調味料、砂糖を避ける）のすすめるままに、肉や魚を食べすぎてはいけない。過ぎたるは及ばざるがごとし、だ。

ここからは、たんぱく質の摂りすぎによって起こる問題とそれを解消するための基本的な話をしようと思う。

「たんぱく質制限」で抑えられる二大疾病

この六十年間において、健康と長寿を実現し、老化のスピードを遅くするにはカロリー制限が必要だということが動物実験のレベルでは黄金の定理とされてきた。カロリー制限をすることによって、何万もの遺伝子の発現を変化させることができるという考えだ。

これらの遺伝子の中には、長寿に加え、代謝、細胞の成長、生殖、免疫反応などの生物学的なプロセスに関わっているものがある。これまでのミミズや酵母、ラットや魚の実験結果から、カロリー制限が動物実験で見られたような寿命への影響があるだろうと考えられている[2]。

だがこれだけ単純で、効果が証明されている方法であるにもかかわらず、多くの人はカロリー制限を実践したがらない（実践が難しい）のが実際のところだ。

一方、脂質はたっぷり、たんぱく質は適量に、炭水化物を少量に抑えるミトコンドリア代謝改善法の食事は、カロリー制限よりも楽に実践できて、苦しまずにすむ。

カロリー制限による健康への効果は確かだが、それは摂取カロリーの低さによるものではないというのが今の研究者たちの見解だ。

最新の分析では、カロリー制限よりもたんぱく質（特に肉に多く含まれるメチオニンというアミノ酸）の摂取量を減らすことのほうが体によい影響を与えると考えられている。[3] ただし、メチオニンは、体内にあるもっとも重要な抗酸化物質であるグルタチオンのメチル供与体（与える側）なので、完全に排除する必要はなく、ただ減らすだけでよい。

インスリンと病気・老化の関係

インスリンは古くからあるホルモンで、ミミズ、ハエから人間に至るほぼすべての生物に存在する。人体においてインスリンは栄養を貯蔵するために必要な機能を果たしている。

もし食べ物が豊富であればエネルギーを体にため、逆に食べ物が少ない時期には消費する助けをする。つまりインスリンは過剰に摂取した炭水化物を脂肪に変える役割を持つ（食べすぎたら太るということ）。

老化現象の観点から見るとインスリンの機能は二つある。

まず一つには、食物が豊富だと人体が認識すると、インスリンは生存よりも生殖を促すため、自らの生命の維持ではなく、新しい命を生み出すために体の機能を切り替えていく。

逆に、飢餓状態にあると人体が認識すると、さまざまな防御機能が働き、（生殖ができるようになるときまでの）生き残りを優先する機能がある。

一般論としては、インスリンの平均値が低く、インスリン受容体が敏感であればあるほど、老化のプロセスは遅くなることがわかっている。これは世界中にいる長命な人々の調査からも判明している事実だ。


たんぱく質を過剰に摂取すると、インスリン様成長因子I（IGF-I）というホルモンが分泌される。名前のとおり、IGF-Iはインスリンによく似た特徴と役割を持っている（ホルモンとしての類似性が高く、互いの受容体と交差反応を示すほどだ）。

このIGF-Iの分泌を刺激するのが、ヒト成長ホルモン（HGH）だ。分泌されたIGF-Iは、細胞の増殖を命令する役割があるため、HGHによる成長や同化作用の多くを担っている。細胞は増えるかもしれないが、インスリンと同様、IGF-Iには強力な老化作用もある。つまり、IGF-Iの分泌が少ない動物ほど長生きし、病気も少ないことが観察されている。

南米・エクアドルの遠隔地に、ラロン症候群という小人症の人々が多く住んでいる地域がある。ラロン症候群の人々はみな長命で、糖尿病やがんにほとんどかからないことがわかり、世界中の科学者が驚いた。この事実はIGF-Iとさまざまな病気との関係を浮かび上がらせてくれる(4)。

そこでラロン症候群の患者九九名を五年間追跡したところ、糖尿病患者は一人も出ず、がん患者も一人だった（その患者もがんを克服している）。

研究者が、この結果とラロン症候群の患者の親戚で小人症ではない住民一〇〇〇人のデータを調べたところ、その住民の五％の死因ががんで、さらに五％は糖尿病が原因で死亡していた。そのコミュニティでは肥満の人が多かったが、意外なことにインスリン感度は高かった。同様の結果が、遠く離れたヨーロッパに住むラロン症候群の人々を含むコミュニティの調査でも確認されている。

ラロン症候群の患者の血液を分析したところ、ＨＧＨの値が高かった。その原因を探ると、彼らのＨＧＨ受容体に変異があることがわかった。それはＨＧＨ値が高くなっても、それに反応してＩＧＦ-Ｉは分泌されないというものだ。研究者はＩＧＦ-Ｉの分泌がないだけで、世界中の人々が苦しむ二大疾病の発生をここまで抑え込むことができるという事実に衝撃を覚えた。

健康寿命に影響する「ｍＴＯＲ酵素」

２章で少し触れたｍＴＯＲ酵素（ラパマイシン標的たんぱく）は、太古から存在している複雑なたんぱく質で、体内のとても重要な栄養素の伝達回路として機能している。このmTOR酵素は、一九六〇年代後半に南太平洋のイースター島で発見されたバクテリアから強力な抗がん剤ラパマイシンを開発する過程で発見された、比較的新しい物質だ。(5)

内科医でもmTOR酵素とその働きについて学んでいる人は多くないが、すべての哺乳類《ほにゅうるい》にとって筋肉をつくる上でmTOR酵素は鍵となるしくみを担っている。具体的に言うとmTOR酵素は、細胞の修復や維持に必要なプロセス(オートファジーやDNA修復、細胞間の抗酸化物質やヒートショックプロテインの活性化など)を行なうといった、私たちの体を適切なコンディションに保つようプログラムされている。

だが、必要量を超えるたんぱく質の摂取などによってmTOR酵素が刺激されると、mTOR酵素は細胞の成長と複製を命令し、逆に細胞やミトコンドリアの修復や回復機能の多くを抑制する。よって、細胞やミトコンドリアのコンディションの維持回復を促すには、血中の糖、アミノ酸、インスリン、成長ホルモン(IGF-Iなど)を低く抑えてmTOR酵素を刺激しないようにして、その働きを適切に抑える必要がある。

つまり食事の中身やその食べ方が、健康全体に大きな影響を与えるということだ。もちろん人間の寿命、特に「健康寿命(健康上の問題で日常生活が制限されることなく生活できる期間)」にも影響する。

ｍＴＯＲ酵素に対する刺激がもっとも大きいのは、たんぱく質に由来するアミノ酸だ。たんぱく質を過剰に摂取してｍＴＯＲ酵素を刺激してしまうと、細胞やミトコンドリアのオートファジーはすぐさま抑制される。オートファジーは体内の老廃物や傷ついた細胞を排出するために必要な機能なのに、これがストップしてしまうことになる。つまり糖質制限などで、血中の糖やインスリンの量をいくら低く抑えられたとしても、たんぱく質を摂りすぎてしまえば、ｍＴＯＲ酵素伝達回路が刺激され活性化してしまう。

あなたが病気を克服し、長生きしたいのであれば、たんぱく質の摂りすぎによるｍＴＯＲ酵素の活性化は長期的に見て避けなければならない。

実は、ほぼすべてのがんはｍＴＯＲ酵素伝達回路の活性化と関係があることがわかっている。ｍＴＯＲ酵素の名前にもあるラパマイシンなどの物質によってｍＴＯＲ酵素を抑制することは、すでに抗がん剤治療として一般的に行なわれており、効果も高い。

そのため、ローズデール医師と筆者は、現在では正味の炭水化物量（炭水化物の総量から食物繊維を除いたもの）よりもむしろ、たんぱく質の量を制限したほうがよいと考えている。

この仮説はマウスではすでに効果があることが確認されているが、人間への効果はまだ実証されていない。マウスによる研究は二〇一四年に実施され、『Cell Metabolism』(6)に掲載された。そこではマウスにたんぱく質を制限して代わりに炭水化物を与えたところ、寿命や健康が改善した。これは炭水化物よりもたんぱく質を減らすほうが、ｍＴＯＲ酵素の活性化を抑制できるということを示したものだ。

だが、この研究では餌《えさ》を高脂質にした場合の実験は行なわれなかったし、実験対象はヒトではなかった。それから比較対象が炭水化物とたんぱく質のみだったため、この二つからしか食べ物が選べないとしたら、たんぱく質を食べないほうがよいという結論になってしまうだろう。

これからは「老化のスピード」もコントロールできる

しかし、後述するとおり、炭水化物もたんぱく質と同じく、正味量が多すぎると体に悪影響がある。筆者としては、たんぱく質は細胞の維持と修復に必要な量のみを摂取し、炭水化物の摂取は控え、それを良質の脂質に置き換えて摂取することを推奨する。

また、若いアスリートやベテランのスポーツ選手であれば、ｍＴＯＲ酵素を刺激することで筋肉を増やし、パワー、スピード、パフォーマンスを上げようとするのは当然、必要だ。それから子どもを産み育てたいと思う人にも、ｍＴＯＲ酵素は必要な機能になる。このように、ｍ

TOR酵素はただ単に抑制すればよいというわけではないのは、言ってみれば炭水化物の摂取量をがむしゃらに減らせばよいというわけではないことにも通じる話だ（これについては9章で詳述する）。

決定的なことはさらにデータが出てくるまでは言えないが、現時点では、いったん生殖可能年齢を超えたら、寿命や健康寿命のほうを延ばすため、たんぱく質の摂取を制限してmTOR酵素を抑制することが望ましいと思われる。だからたんぱく質をしっかりと摂るのは筋肉トレーニングを行ない、筋肉量を増やす日だけに限ればよい。

そのほかに、mTOR酵素抑制のルールが適用されないグループがもう一つある。それは六五歳以上の人々だ。この年齢層では筋肉量の減少を防ぐためにむしろたんぱく質を摂ることが重要になる。この場合も、筋肉トレーニングを行なったタイミングに合わせてたんぱく質を多めに摂るとよい。

こうして考えてみると、健康とはシーソーのバランスを保つような状態を維持することと言えるだろう。人はたんぱく質を食べることで筋肉を動かし、増やし、修復できる。しかしだからといってたんぱく質を摂りすぎてしまうと体重増加、老化促進、疾病につながってしまう。物事には常にプラスとマイナスの両面があるのだ。

ここまで説明したように、老化のスピードを遅くしたいなら、たんぱく質の量を細胞の修復に必要な量に制限すればよい。この方法は効果が瞬時にあらわれるため、将来的には、がんの治療やアンチエイジングのための食事療法として取り上げられることになるだろう。みなさんが知りたいであろう個別のたんぱく質摂取量の計算方法については、6章で説明するので読んでほしい。

4章

過剰な「鉄分」があなたの健康を脅かす

——多くの人が知らない「鉄分信仰の弊害」

健康のために鉄分をもっと摂らなければならないと考えている人は多いことと思う。

実際、医者やメディアも食事やサプリメントで鉄分を補いましょうと訴えている。だが、人間の体に必要な鉄分も、多く摂ればよいというものではない。それどころか、鉄分の摂りすぎはあなたの健康を脅《おびや》かす深刻な問題だ。血中の鉄分が多すぎると臓器、体の組織、関節などに害になるだけでなく、がんや心臓病、早死にのリスクが上がることがわかっている。

その原因は、ミトコンドリアの働きと関係しているが、実はとてもシンプルなものだ。


通常、ミトコンドリアの代謝によってATPとともに過酸化水素がつくられる。この過酸化水素はさまざまな代謝経路をコントロールするために必要なものだ。

だが血中の鉄分量が多すぎると問題が起きる。どうなるかというと、フェントン反応によって鉄分が過酸化水素と反応し、ヒドロキシラジカル（OH⁻）が発生するのだ。

このヒドロキシラジカルはフリーラジカルであり、比較的害のない過酸化水素とは異なり、ミトコンドリアDNA、たんぱく質、細胞膜を破壊し、体中の炎症を悪化させる。体内の炎症はさまざまな慢性疾患の原因になり得るものだ。よって血中の鉄分量は事前に確認してほしい。いくら体によい食事をしていても、鉄分が多ければミトコンドリアの機能を最適化できない。

鉄分量は簡単な血液検査で判明するので、定期的に実施することをおすすめする。もちろん、医者によっては鉄分量の重要性を十分に理解していない可能性もあるので、どの検査が必要かは自分でしっかり把握しておこう。

詳しくは後述するが、血清フェリチン検査が必要な検査だ。フェリチンはたんぱく質の一種で、鉄分を貯蔵し、必要に応じて体内に出す役割をする。この量を調べることで体に貯蔵されている鉄分量がわかるし、多いか少ないかもすぐに判断できる(1)。

なぜ体から鉄分を減らす必要があるのか

女性の場合、月経によって年間五〇〇㎖もの鉄分を体内から排出する(2)。女性には鉄分を体から定期的に排出するしくみが約三十年間働いているからこそ、男性よりも平均寿命が長いのかもしれない。一般的に、男性の鉄分量は生殖可能年齢の女性よりも多いのだ。

人は月経以外に、鉄分を体内から大量に排出するしくみは持っていないため、閉経すると、女性も毎月、鉄分を排出する機能を失ってしまう。それ以外で排出される鉄分は、汗、皮膚細胞、消化器管からのごくわずかな生理的出血によるもので、平均で一㎎ほどしかない。

一方、食べ物から摂取する鉄分は約一～二㎎もあり(3)、だからこそ、年齢が上がるにつれ鉄分の摂取量を意識的に減らしていかなければならない。

鉄分を過剰に摂取していると、ミトコンドリアへの害や遺伝子変異などのほか、さらに次のような健康上のデメリットがあることが知られている。

体内の鉄分量とさまざまな病気の関係

・病原体の成長促進

鉄分は人の成長を促進する。そのため子どもは必要な鉄分量を維持しなければならない。

しかし、過剰な鉄分摂取は病原体となる菌、真菌、原虫類[4]といった、健康に害となる微生物の成長も促進することになる。

・肥満

過去七十年間で鉄分サプリメントの利用は増えたが（加工食品への添加物としての使用も含む）、鉄分の摂取増加は肥満度の増加と相関関係にある。説明したように、鉄分には成長を促進する性質がある。たとえば低体重児の場合、母親の鉄分量を調べるのと同様に、体重増加の原因を鉄分量で調べることもできる。[5][6] それから肥満度の高い人は、フェリチンの数値が高いという結果も出ている。[7]

韓国で成人男性を対象に行なわれた大規模な疫学的調査によると、血清フェリチン[8]の数値が高い男性は将来的に体重が増加し、肥満、もしくは重度の肥満になる傾向があることがわかった。あなたがもし体重を減らしたくて本書を読んでいるのであれば、食事や運動以外の要因として鉄分量を疑って調べてみるとよいだろう。

・糖尿病

鉄分は血中の血糖値やインスリンの量に影響すると考えられている。[9] 血清フェリチンの値と二型糖尿病には関連性が見られる。『Nurses' Health Study』では二万人の健康な男女（病気の治療中ではない）を調べたが、血清フェリチンの値が高い人は二型糖尿病になるリスクが通常よりもかなり高いことがわかった。[10] また、平均の二・四倍の貯蔵鉄がある男性は、鉄分量が低い男性に比べて二型糖尿病である確率が高かった。

糖尿病のリスクを下げる手段として、献血がよいかもしれない。頻繁に献血をする人はインスリンの感受性が高く、糖尿病になるリスクが低い。[11]

・循環器系の疾患

同じく『Nurses' Health Study』には、献血をする人は脳梗塞や心臓発作を起こすリスクが五〇％低いとされている。鉄分は、ＬＤＬコレステロールの酸化作用や内皮《ないひ》細胞へのダメージなど、アテローム性動脈硬化症の要因となる場合がある。[12][13]

一九八〇年代頃から研究者の間では、鉄分量に性差があることから、男性に心臓疾患が多いことを説明できるのではないかと考えられてきた。病理学者のジェローム・サリバン博士が、初めてその仮説を『The Lancet』に「鉄分と心臓疾患リスクの性差」という論文で発表した。また『Nurses' Health Study』にも、「女性の心臓疾患のリスクは閉経後と子宮摘出を受けた場合に著しく上がる」とある。鉄分量と心臓疾患のリスクには何らかの関連があると考えてよいだろう。[14]

・アルツハイマー病、パーキンソン病、ＡＬＳなどの神経変性疾患

脳はほかのどの臓器よりも酸素を必要とする。その酸素を運ぶのが鉄分だ。しかし、脳内において鉄分量が多くなるのはよくない。年をとるとアルツハイマー病やパーキンソン病のような神経変性疾患が増えるのは、加齢によって脳内の鉄分量が増えるからかもしれない。アルツハイマー病患者の脳内の鉄分量が多いこと、[15]アルツハイマー病の初期やパーキンソン病の患者

の脳内でも異常な濃度で鉄分が存在することがわかっている。[16][17]

二〇一四年の調査では、脳脊髄液《のうせきずいえき》のフェリチンの値によって、軽度の認知症がアルツハイマー病になるかどうかが判断できることがわかった。[18] 脳内の鉄分量が多いと、認知症が悪化することもわかっている。[19] 過剰な鉄分が酸化ストレスと炎症を引き起こし、脳の機能を損《そこ》なうのだろう。

・がん

鉄分によってヒドロキシラジカルが過剰につくり出され、それがミトコンドリアDNAを破壊し、がんにつながる。すい臓がん、乳がん、メラノーマ、腎細胞がん、ホジキンリンパ腫など、さまざまながん患者の血清フェリチン値を調べると、数値が高くなっていることもわかっている。[20] アメリカ全国健康栄養調査では、食事による鉄分の摂取量と体に貯蔵されている鉄分と大腸がんになるリスクには関連性があることが示されている。

また貯蔵鉄と結腸のポリープや前がん病変との関連も認められている。赤身肉が結腸がんのリスク要因になるのは、そこに含まれる鉄分のせいかもしれない。鉄分が多すぎると結腸の炎症を引き起こし、粘膜が傷つくからだ。過剰な鉄分摂取が肝臓がんのリスクを高めるというデータもある。

過剰な鉄分が引き起こす病気の予防には食物繊維が役立つと考えられる。[21] 食物繊維は消化器官にある鉄分を絡《から》め取り、排出させるからだ。[22] 定期的に献血をする人ががんになるリスクは三七%減少することもランダム調査でわかっている。[23]

・骨粗鬆症《こつそしょうしょう》

骨の健康には適切な量の鉄分が必要だが、ここにおいても鉄分が多すぎることには問題があり、血色素症など、鉄分が多いことで発症する疾患がある人は骨粗鬆症も併発していることが多い。[24]

こんな自覚症状があるときは要注意

鉄分量が一時的に多いだけでは、特に自覚症状がないことが多い（高血圧やビタミン欠乏なども同じく自覚症状がないことが多い）。しかし、長期間にわたって血中の鉄分量が多いと、次のような自覚症状が出てくる。[25][26]

・関節の痛み

・血色素症により、肌の色が青銅色、もしくは灰色がかった色になる
・不整脈
・疲労感
・腹痛
・心臓の粗動
・記憶障害

また、数値が異常に高くなるまで気がつかない、ということも多いので、日頃から自分の鉄分量を正しく知っておきたい。

正しい検査を受けることの重要性

内科医は患者の鉄分量を調べる際に、いくつかの検査を使い分けている。しかし、その詳細について把握している医者や、血清フェリチン値の重要性を本当に理解している医者は少ない。そのため病院によっては正しい検査とは異なる検査を実施して、その結果から鉄分量に異常はないと説明することもあるだろう。

自分の鉄分の数値を知ろう

No.	検査	参照数値(27)
①	血清フェリチン	男性:20 ～ 200ng/mℓ(ナノグラム/ミリリットル) 女性:15 ～ 150ng/mℓ
②	血清鉄	60 ～ 170mcg/dℓ(マイクログラム/デシリットル)
③	総鉄結合能(TIBC)	240 ～ 450mcg/dℓ
④	トランスフェリン飽和度(TSAT)	20 ～ 50%

①の検査はフェリチンの量を調べる検査だ。②の血清鉄は血中に流れる鉄分の量、そして③の総鉄結合能（TIBC）はトランスフェリン分子が鉄分を運ぶ能力を測ることができる(28)。そして②と③の数値がわかれば④のトランスフェリン飽和度（TSAT）が計算できる。

本書で受けてほしいのは①の血清フェリチン検査だ。②と③はフェリチンの値が高くても正常値になる場合があるから受ける必要はない。

それから検査結果の参照数値の幅が広いのは「健康」のレベルが広いからであって、「最適な」レベルを示しているわけではないことに注意してほしい。このような検査の正常値が時代によって変わることは多い。

ビタミンDなども、二〇世紀では二〇ng／mℓ未満になって初めて「ビタミンD欠乏症」と診断されていたが、最近では四〇ng／mℓ以上でなければ健康ではないと言われるようになった。

フェリチンの「正常値」と「最適値」のギャップはさらにひどい。複数の疫学《えきがく》調査では、健康的に長生きできる数値を八〇〜九〇ng／mℓとしているが、実はこれは閉経後の女性の平均的な数値で、かなり多めの数値になっている。(29)

実際の健康的なフェリチンの数値は二〇〜八〇ng／mℓの間にある。だから本当は二〇未満なら貧血で、八〇を超えたらもう鉄分過剰だ。閉経前の女性の平均的なフェリチン値は三五ng／mℓで、同年代の男性の場合は、平均は一五〇ng／mℓとなる。(30)

つまりフェリチン値は高いときは本当に高くなる数値である。理想的な値は四〇〜六〇ng／mℓで、八〇を超えたら早めに対応してほしい。

父親の検査数値で気づいた「命の危機」

私が過剰な鉄分の危険性について気づいたのは二十年ほど前のことだ。当時、筆者の父親のフェリチン値が一〇〇〇ng／mℓ近くまで上がり、非常に驚いた経験による。

数値の上がった原因は年齢的なもの（父は六五歳だった）もあるが、β《ベータ》サラセミア（地中海貧血）という遺伝病が大きかった。この病気は赤血球の入れ替わりが激しくなることで、体に鉄分が異常に蓄積されてしまう病気である。

父は定期的に瀉血《しゃけつ》する（血液を抜く）ことで血液中の鉄分の値は正常値にはなったが、すでにすい臓の細胞がダメージを受けてしまっていた。

父は現在、ヘモクロマトーシスに伴う糖尿病を発症しており、インスリンを使用している。もしあのとき、早期の段階で発見できていなければ、父は十年か十五年前にはもう亡くなってしまっていただろう。父は本書の執筆中である今も存命で、じき九〇歳になる。

父からの遺伝で、私もβサラセミアを発症する可能性はある。しかしその事実を若い頃に知ったので、私は予防措置をとることができた。おかげで現在まで発症していないが、定期的に血中の鉄分を調べ、六週間ごとに一一八㎖ほど瀉血をして、血清フェリチンの値を六〇ng／㎖未満に抑えるようにしている。

自分でできる鉄分のコントロール法

残念ながら、鉄分を体から排出してくれる魔法のサプリメントはない。もっとも安全で、効

血液中の鉄分量を調節すれば、体調がよくなる！

血清フェリチンの値	献血スケジュール
60ng/mℓ未満	不要
100 ～ 125ng/mℓ	年に1～2回
126 ～ 200ng/mℓ	年に2～3回
201 ～ 250ng/mℓ	年に3～4回
250ng/mℓより多い	2カ月に1回

果的、かつお金のかからない方法は、採血をすることだ。なぜなら鉄分は赤血球に含まれるヘモグロビンにもっとも多く貯蔵されているからだ。

よって血清フェリチン値を下げるには、定期的に献血するのがよい方法だろう。自分の健康を守りながら同時に人助けもできるのでおすすめしたい。

一回の献血あたりでおよそ三〇～五〇ng／mℓのフェリチンを取り除ける[31]。それぞれのフェリチンの値に対して、上の表にまとめたような献血スケジュールがよいだろう。

何らかの事情により血清フェリチン検査を受けることができない場合には、年齢や性別による平均値を参考にするとよいだろう。つまり閉経後の女性や成人男性は、年に二、三回は献血して体内に貯蔵されている鉄分を減らし、月経がある女性なら、検査を受けてから先ほどの表の数値に対応したスケジュールに従って献血するとよい。

次に鉄分の摂りすぎの予防と、摂りすぎた鉄分の吸収を防ぐ方法をいくつか紹介する。

《鉄分の体内への吸収を減らす方法》

- 鉄製の鍋やフライパンの使用をやめる。特にトマトソースなどの酸性食品は鉄製の器具で調理すると、料理中に溶け出す鉄分が増えてしまうので注意しよう
- シリアルや食パンなどの鉄分が添加された加工食品を食べないようにする（添加されている鉄分の多くは肉などに含まれるヘム鉄ではなく、もっと健康によくない鉄であることが多い）
- 鉄分が多く含まれる井戸水の飲用を避ける。飲用するときは鉄分を取り除くフィルターを使うとよい
- ビタミンやミネラルのサプリメントに含まれる鉄分に注意し、含有量や成分を確認すること
- ビタミンCのサプリメントやビタミンCの添加されたジュースを食事と一緒に摂ると鉄分の吸収が促進されてしまう。牛肉と一緒にトマトを食べるだけでも吸収が高まるので注意が必要
- 動物性たんぱく質を摂りすぎない。余分に摂ったたんぱく質は糖に分解され脂肪として蓄えられるだけでなく、肉類に含まれるヘム鉄の摂りすぎにもなる。体は必要以上に鉄分を吸収し

てしまう性質があるため注意する

●アルコールの摂取は鉄分の吸収を促進するため、避けたほうがよい。ステーキと一緒にカクテルを楽しむと、鉄分を余計に吸収しかねない

《鉄分の吸収を防ぐ食品》

●鉄分の吸収を九五％まで阻害する紅茶を飲む（ハーブティー、緑茶、白茶《はくちゃ》＝中国茶の一つ＝などの発酵していないお茶では効果はないので注意）

●カルシウムを摂取する。一日のうちで鉄分量がもっとも多い食事と一緒にカルシウムのサプリメントを飲むなどしよう

●赤ワインを飲む。赤ワインは食品に含まれる鉄分の吸収を六五％まで阻害する

●コーヒーを飲む。紅茶と同様、鉄分に対して阻害性がたいへん高い[32]

●ピークファスティングと呼ばれるファスティング法を行なう（258ページを参照）。ファスティングにより鉄分の吸収を抑制するヘプシジンというホルモンの分泌が増える[33]

●日常的に運動して鉄分を消費する。スポーツ選手は普通の人より貧血になりやすいことがわかっている[34]

なお私が定期的に行なっている瀉血は、一般人が行なうことは現実的に難しいかもしれない。または血が苦手で勇気が出ないという人のために最後の手段を紹介したい。

それは低容量アスピリンを飲むことだ。アスピリンは昔から心疾患リスクの軽減に関連していることがわかっていたが、それはアスピリンが血液を薄めるためだと考えられていた。しかし現在では、アスピリンを飲むと消化器官にごく少量の出血を起こし、血中の鉄分量が減ることで心疾患リスクが軽減されるのではないかと考えられている。

だから毎日、アスピリンを服用すれば採血と同じ効果を得ることができる。しかし瀉血と同様の効果を得るためには、何年も服用を続けなければならないだろう。

ちなみに、低容量のアスピリンを長期間服用するとがんの予防にもなる。たとえば、食道がんにかかるリスクは七五%、がん全般にかかるリスクが二〇%、がんが転移するリスクについては五〇%減少することがわかっている[35]。

5章

体内で「きれいに燃える」ものだけを食べなさい

——細胞を元気にするために、今摂るべきもの

1章でも説明したように、ミトコンドリア代謝改善法の最大の特長の一つは、細胞内の活性酸素が過剰に生成されるのを抑え、適量に保てる点にある。そのための三つの柱が、食べるもの（本章のテーマ）、食べるタイミング（9章を参照）、血中の鉄分量（4章を参照）だ。

この章では、筆者が「マクロ栄養素」と呼ぶ、炭水化物（糖質）、たんぱく質、脂質の三つのグループについて説明し、それぞれのグループでミトコンドリア代謝改善法を実践するにあたって有効な食材を紹介する。これを読めば、毎日の献立を決めたり、食材の買い出しに行ったりするときに迷わなくてすむ。ミトコンドリア代謝改善法を本格的に始める前にこの章で紹介する食材をいくつか取り入れて試すことで、この食事法に慣れるまでの時間を短縮することができるだろう。同時に加工食品、パンやパスタなどの糖質の多い主食を徐々に減らしていければ、さらに効果的だ。

さあこれから新しい食べ物の選び方と食べ方を学んでいこう。

細胞が元気になる「炭水化物（糖質）」の選び方

炭水化物の実質的な摂取量が増えてしまうと、体内で生成される活性酸素が増えるだけでなく、脂質の燃焼も抑え込まれてしまう。

実はこの「炭水化物の実質的な摂取量」というのがポイントだ。

つまり、単純に炭水化物の摂取を制限するのではなく、「食物繊維を除いた炭水化物」の摂取量を減らすことが重要になってくる。

よって、食品の栄養成分表示を見るときは、食物繊維の量を確認し、炭水化物の量から引き算することを忘れないようにしてほしい。なぜなら炭水化物量が多く、食べられないと思った食材でも、それに含まれる食物繊維の量が多ければ食べられることもあるからだ。実際にいくつかの食材を計算してみると食べてよい食材が多くあることがわかるだろう。

炭水化物を大幅に減らした分のカロリーは別の食べ物で補うようにする。つまり、スイーツ、糖を含む飲料、パン、パスタ、クラッカー、ポテトチップス、フライドポテトなどを食べるのをやめたら、代わりにオーガニックの野菜や健康によい脂質をたくさん摂るようにするのだ。

このとき摂る野菜もなるべく糖質の少ないものを選ぼう。たとえばセロリ、葉物野菜、カリフラワーは糖質が少ないが、にんじん、さつまいも、じゃがいもは糖質が多い。

特にさつまいもは、ビタミンやミネラルが豊富だが、糖質が多すぎてNGだ。理由はさつまいもに含まれる炭水化物のせいで脂質を燃料に切り替えるのが遅れてしまうためだ。

それから果物も同じように、天然由来の糖が多く含まれているため、食べるとこれらの糖がブドウ糖に分解されてしまう。よって開始後しばらくは果物を避けるようにしてほしい。その後、慣れてきたら適量を注意して食べるようにするとよい。

こうして炭水化物を減らし、野菜や健康によい脂質を摂る食事に慣れていくにしたがって、あなたの体は変化し、どんどん脂質を燃やしながら慢性疾患のリスクを減らしていくことができるようになる。

食べてもよい野菜

アスパラガス、アボカド、ブロッコリー、芽キャベツ、キャベツ、カリフラワー、セロリ、キュウリ、ケール、キノコ、ほうれんそうや小松菜などの緑の葉物野菜、ズッキーニ

適量であれば食べられる野菜

なす、ニンニク、タマネギ、ピーマン・パプリカ、トマト、カボチャ（少量にとどめる）

食べてもよい果物

イチゴやブルーベリー、ラズベリーなどのベリー類（手のひらに軽く一杯。その分、食事の野菜を減らす）

グレープフルーツ（一食で数房ほど。その分、食事の野菜を減らす）

食物繊維は大切な食材

食物繊維は野菜や果物から摂るだけでなく、サプリメントでも補うことをおすすめする。

食物繊維が重要な食材である理由は次の四点である。

①食物繊維は腸内で善玉菌の餌となり、健康な腸内環境をつくる手助けをする

②不溶性食物繊維は消化によって分解されないが、水溶性食物繊維は分解されて短鎖《たんさ》脂肪酸になる

（善玉菌や細胞のエネルギーとして使われるだけでなく、シグナル伝達分子としても活躍する）

③食物繊維は炭水化物の吸収を阻害する。つまり血糖値やインスリン値の急激な上昇を防ぐ(1)

④不溶性食物繊維は腸壁をネットのように覆って、穴を塞《ふさ》いでくれる。これにより肝臓の働きも守られる

私は食物繊維については医学生だった頃からずっと関心を持っており、同級生からは「Dr. Fiber（食物繊維）」と呼ばれていたほどだ。そのあだ名で呼ばれなくなった今でも、質のよい（できればオーガニック）野菜と、低糖質の穀物から摂取される食物繊維は体によいと信じている。実際に食物繊維は腸内細菌の働きをよくする、長寿や健康に役立つ成分であり、「健康のために腸内環境の改善は必要不可欠」というのは、もはや常識となっている。

腸内環境がよくなるしくみは、腸内の善玉菌がたくさんの食物繊維を受け取ると、免疫機能や脳の働きを改善する化合物をつくり出すというものだ。

この化合物によって制御性T細胞が増えるが、この制御性T細胞は自己免疫反応などを防ぐ機能がある。また、制御性T細胞は、「血球新生」という働きによって特殊な血液細胞をつくり出す際、その手助けをする機能もある。

しかし食物繊維の摂取が足りなければ、逆に腸内環境は悪化してしまう。悪化すると免疫機能が悪影響を受け、自己免疫疾患が起こりやすくなるだけでなく、腸を守るバリアがなくなるために、腸に穴が開いてしまうリーキーガット症候群になるリスクが高まる。さらに炎症や炎症性の疾患も起こりやすくなる。

また、食物繊維の摂取量が多ければ、コレステロール値や血圧が下がり、インスリン感受性も高まる。さらに、さまざまな病気による死亡率も低くなると言われている。

食物繊維には、水溶性と不溶性の二種類があるが、その性質を説明しておこう。

・水溶性食物繊維

キュウリ、ベリー類、豆やナッツなどに含まれる水溶性食物繊維は消化されると、腸でゼリー状になり、消化を遅らせる働きをする。そのため満腹感が持続し、体脂肪を減らしたいときにこれらの食べ物は役立つ。さらに糖の吸収も遅らせるため、インスリン分泌量が減る。水溶性食物繊維は腸内で発酵し、腸内環境の改善を促す。

・不溶性食物繊維

濃い緑色の葉野菜、サヤインゲン、セロリなどに含まれる不溶性食物繊維は、消化によって分解されない。不溶性食物繊維の主な役割は二つあるが、一つは腸内の毒素と結びつき、その排出を促すこと、そしてもう一つは腸内のpH値をコントロールし、病原菌などの害がある微生物が生きにくい環境をつくることだ。

また、腸内の水分量を調節することで、下痢や便秘を解消することができる。不溶性食物繊維は大腸の壁を掃除するが、その際に腸を守る粘膜内壁を傷つけずに上手に毒素や排泄物をこそげ取ることが知られている。だが、不溶性食物繊維はミネラルや薬効成分も一緒に排出してしまうため、食物繊維のサプリメントを摂る場合のタイミングは食前、または食後一時間ほどを目安にするとよい。

野菜、果物、ナッツ、種子類などの自然食品には水溶性、不溶性の食物繊維が多く含まれているので、一日あたり最低でも三五g、理想は五〇gの摂取をおすすめしたい。ちなみに筆者は七五gと多めに摂っている。

摂取量を手軽に増やすには、オーガニックのサイリウム種皮（オオバコ）を摂るとよい。筆者は一日三回、大さじ一杯ずつ飲んでいる。ただし有機栽培されていないサイリウム種皮は農薬がふんだんに使われているので、絶対に口にしてはならない。

これらに加え、筆者は一日に大さじ二～三杯のチアシードを摂り、大さじ一杯のフラックスシード（一晩、水に浸《つ》けておいたもの）をスムージーに入れて飲んでいる。

注意点としては、急激に食物繊維の摂取量を増やすと、膨満《ぼうまん》感、腸内ガス、便秘などに悩まされることがあるため、少しずつ増やしていくようにしよう。

安全に糖と置き換えられる、おすすめの三品

ミトコンドリア代謝改善法を始めるにあたり、天然であれ、人工であれ、基本的に砂糖はNGであることは覚悟しておいてほしい。そう聞いて、実践するのは無理だと考える読者が多くても不思議ではない。だが心配することはない。脂肪を燃焼する体質に変われば、それまであった糖への渇望《かつぼう》感はさっぱりと消えてなくなっていく。これからはデザートも、エネルギーが枯渇《こかつ》したときの午後のおやつもいらなくなってしまうのだ。

・糖アルコール

名前のつづりの最後に「-ol」がつくものを糖アルコールと呼ぶ。たとえばエリスリトール、キシリトール、ソルビトール、マルチトール、マンニトール、グリセリン（英語ではグリセロール）などだ。これらは砂糖ほど甘くはないが、砂糖ほどカロリーも高くない。

ただし、糖アルコールも○《ゼロ》calではない。食品のパッケージにある「砂糖ゼロ」「糖質ゼロ」の言葉に惑わされずに栄養成分表示を見て、カロリーと炭水化物の量を確認するようにしよう。

糖アルコール類の中でも、今、人気が高いのはエリスリトールだ。糖質制限を行なっている

人々の間では、キシリトールよりもエリスリトールを使う人が多い。
エリスリトールは甘味料の中では「許せる」部類に入り、キシリトールと違って腸内で発酵しないため、腸内細菌の働きを阻害することもないと言われている（ただし証明する事実を筆者は確認していない）。いずれにしても、摂取量の上限を定めて使いすぎないことをすすめる。

糖アルコール類が砂糖よりもカロリーが少ない理由は、体内に完全に吸収されないためだ。吸収されなかった糖アルコール類は、腸内で発酵してガスがたまったり下痢を引き起こしたりする可能性がある。また食品によく使われているマルチトールは、純炭水化物量が非常に多いじゃがいもと同じくらい、血糖値を急激に上昇させることがわかっているので注意が必要だ。

結論としては、一部の糖アルコール類は、適量の摂取であれば、純度の高い白砂糖、果糖、人工甘味料などよりずっと体によい代替甘味料になる。

どうしても甘いものが欲しくなったときなど、キシリトールやエリスリトールは血糖値を上昇させるような効果はないので少量の使用であれば問題ない。

さらにキシリトールとエリスリトールは純度が高ければ副作用もほとんどなく、特にキシリトールは歯のう蝕《しょく》（虫歯）を防ぐなどのうれしい副効用もある（ただし、犬などの動物に対しては非常に高い毒性を持つため、決してペットの口に入らないように気をつけよう）。

・ステビア

ステビアは南米の植物から抽出される液状、または粉状の甘味料だ。

人間に対して毒性のない安全な植物からつくられており、ほとんどの食事や飲み物に入れることができるが、甘みが強いため、使いすぎてしまう危険性がある。

それからトルビア（truvia）という商品名で知られている甘味料があるが、これはステビアの有効成分の一部を抽出してつくられている。通常、植物の有効成分がすべて混ぜ合わさることで高い健康効果をもたらすと考えられ、潜在的な副作用を防止する効果も期待されるが、トルビアはステビアの有効成分が持つバランスを無視してつくられているため、安全性に疑問がある。

データが蓄積されて安全性が確認されるまでは、砂糖の代替品としてトルビアを使用するのは積極的にはおすすめできない。

・羅漢果《らかんか》

羅漢果はステビアに似た植物由来の甘味料だが、ステビアに比べて高価で希少性が高い。中国では古来より甘味料として使用されているが、その甘みは砂糖の二〇〇倍と言われている。

アメリカでは、二〇〇九年に米国食品医薬品局（ＦＤＡ）の安全基準合格証（ＧＲＡＳ認証）を取得している。

細胞が元気になる「脂質」の選び方

いずれにしてもこれだけは間違いない。それは、ミトコンドリア代謝改善法は「高脂質の食事」が中心になるということだ。あなたが脂肪を燃やす体になるためには、ほとんどの摂取カロリーを脂質に置き換えなければならない。だが脂質なら何でもよいというわけではない。

まず、食べてはいけない脂質から説明しよう。

工業製油脂はどれも口にしてはならない。これにはキャノーラ油、ピーナッツ油、綿実油、とうもろこし油、大豆油などの精製された植物油に加えて、トランス脂肪酸（市販のサラダドレッシング、ピーナツバター、ほとんどのマヨネーズ、加工食品に含まれる）も入る。工業製油脂かどうか確認する方法だが、栄養成分表示を見て、そこに「植物油脂」と書かれていれば工業製油脂が含まれることになる。

1章で説明したように、工業製油脂は危険な食べ物だ。体内のオメガ6系対オメガ3系脂肪酸の配分が崩れ、酸化作用が起きやすくなる（これにより、ミトコンドリアはフリーラジカルのダメージを受ける）。

それから工業製油脂の多くは農薬（グリホサート）がたっぷりかかった遺伝子組み換え大豆などを原料としており、加熱することで毒性が揮発《きはっ》してさらに人体に害をもたらす。

炭水化物を控えた分のカロリーを工業製油脂で補ってしまっては、ミトコンドリア代謝改善法の効果は期待できない。逆に、ミトコンドリアにとって危険な状態をつくり出すだけだ。

よって摂取すべき油脂類は次のものになる。

ただし、質の高い脂質の多くは、たんぱく質とセットになっているため（グラスフェッドビーフや放し飼いの卵など）、たんぱく質の項（116ページ）も併《あわ》せて見ておいてほしい。

摂取すべき油脂類

・オーガニックのグラスフェッドバターとギー（精製したバター）
・ココナッツミルク
・ケージフリーの鶏油
・ココナッツオイル
・MCTオイル

・アボカドオイル
・エキストラバージンオリーブオイル

ココナッツオイルとMCTオイルの健康効果

ココナッツオイルがダイエットと美容によいことは何千年も昔から知られていることだ。

ココナッツオイルはウイルス、バクテリア、原虫などの微生物に対する抗菌性があるだけでなく、とても質の高い脂質として利用できる食材だ。

ココナッツオイルの成分の半分はラウリン酸である。ラウリン酸は体に取り込まれると、モノラウリンというモノグリセリド（グリセリンの分子に脂肪の分子が一つつながっている状態。脂肪分子が三つ、つながるとトリグリセライド、つまり中性脂肪）になる。

モノラウリンは全体を脂質で覆われているウイルス（HIV、ヘルペス、インフルエンザ、はしか）、グラム陰性菌、ランブル鞭毛虫《べんもうちゅう》のような原虫類に対する殺傷力がある。

自然界では滅多《めった》に見つからないラウリン酸だが、ココナッツオイルにはどの食品よりも多く含まれている。

ココナッツオイルの食べ方はいろいろあり、手軽な方法としてはスプーンですくって飲むだけでエネルギー補給になるのでおすすめだ。また、甘味料の代わりにお茶やコーヒーに入れてもよい。ココナッツには脂溶性ビタミンの吸収を高める効果があるため、毎日ビタミンのサプリメントを摂るときにスプーン一杯のココナッツオイルを飲めば、ビタミン成分の吸収が高まることが期待される。

また、ミトコンドリア代謝改善法の健康効果を高めるためにMCTオイルもおすすめだ。MCTオイル（MCTはMedium-Chain Triglycerides 中鎖脂肪酸の略語）はココナッツオイルを濃縮したものだ。市販で入手できるMCTオイルの多くはカプリル酸（オクタン酸とも呼ばれ、炭素原子が八個ある脂肪酸）とカプリン酸（炭素原子が一〇個ある脂肪酸）がほぼ同量、含まれている。

普通、食事から摂取した脂質は小腸で胆汁酸塩とリパーゼ（すい臓から分泌される酵素）によって分解される。しかし中鎖脂肪酸の場合はこの段階では分解されず、腸から吸収されて直接、肝臓に運ばれる。そしてもし体が栄養学的なケトーシスの状態であれば、中鎖脂肪酸は肝臓ですぐさまケトンに変換されて血流を通って体中に運ばれる。このケトンは、脳やそのほかの組織で、害の少ないエネルギー源となる。

MCTオイル自体は無味無臭で、手軽にスプーン一杯から口にできるのでお腹が空いて仕方がないときのお助けアイテムとしてとても便利だ。

ただし、一つだけ注意点がある。それはいきなり大量に摂ると腸が吸収しきれなくなり、吐き気が出たり下痢になったりすることだ。まずは少量から始めて体を慣らし、ゆっくりと量を増やしていくとよい（この効果を狙って便秘解消のためにＭＣＴオイルを摂ることもあるが、使いすぎには注意してほしい）。

まずは一日に小さじ一杯からスタートし、食事と一緒に摂る。その際に便がゆるくならず、消化器官に異常がなければ、だんだん量を増やしていく。お腹に異常を感じたら、前のレベルまで摂取量を減らして数日間はその量を飲み続ける。最大量の目安は、一日に大さじ一～二杯で十分だが、人によっては一食ごとに大さじ一～二杯を摂ることもある。

またＭＣＴオイルによる消化不良を予防するには、食物繊維をたくさん摂るとよい。ＭＣＴオイル大さじ一杯あたり、食物繊維を約二五ｇ多めに摂るようにしよう。


なお、筆者が飲んでいる純カプリル酸も高価だがおすすめだ。ＭＣＴオイルはカプリル酸とカプリン酸がほぼ五〇％ずつ含まれるが、純カプリル酸であればＭＣＴオイルよりももっと早く、効率よくケトンがつくり出され、消化器官への負担も少ないとされている。ＭＣＴオイルでもカプリル酸でも、酸化を避けるために遮光瓶《しゃこうびん》に入れて保管しよう。

MCTオイルは通常、料理油として使うことはないが、加熱することは可能だ。そのときには油の温度が一六〇℃を超えないようにする。マヨネーズやドレッシングをつくるときの油分として加えたり、野菜とブレンドしてソースにしたり、スムージーやスープに入れたりするのがよいだろう。

そのほかにコーヒーや紅茶にギーと一緒に入れてよく混ぜ、バター茶のようなエネルギーたっぷりの飲み物として楽しむこともできる。

MCTオイルは分解されるのが早く、エネルギー源として非常に優秀なだけに、夜間に摂取すると目が冴《さ》えて眠れなくなることがある。とはいってもミトコンドリア代謝改善法のルールでは、少なくとも就寝の三時間前までには食事を終わらせることをすすめているため（9章参照）、それほど大きな問題にはならないはずだ。

注意：肝臓がん、血中の肝臓酵素レベルが高い、肝転移、肝臓疾患などが指摘されている人はMCTオイルを摂ってはいけない。その場合はココナッツオイルで代用するとよい。

アボカドほど健康によい食品はない

アボカドほど健康によい食品は滅多にない。筆者も一日に一～三個を食べている。アボカドには体によい脂質である一価不飽和脂肪酸、ビタミン、抗酸化物質が豊富に含まれているが、それ以外にもたくさんのメリットがあるので紹介しよう。

・満腹感が高い

『Nutrition Journal』に掲載された調査によると、通常の昼食に加えてアボカドを一個食べた被験者は、アボカドを食べなかった人に比べると、食後三時間で空腹感を覚えた人が四〇%も少なくなったという結果が出ている。

さらに食事の五時間後に空腹感を覚えた人は二八%も少なかった。その研究では、アボカドには血糖値の上昇を抑える効果もあると報告されている。[2]

・栄養素が豊富

アボカドには、カリウム、ビタミンC、E、B、葉酸を含む二〇種類近くの栄養素が含まれており、食物繊維も多く含まれている（アボカド半個あたり約四・六g）。[3]

カリウムには骨格形成、消化、筋肉の機能などの健康に役立ち、体内の細胞や組織、内臓の機能を正常化させる効果がある。[4] アメリカ人の成人のうち、一日に必要なカリウムの量を摂取できている人は、わずか二%とも言われている。[5]

カリウムはナトリウムの摂りすぎによる高血圧予防にもなるので、確実に摂取しておきたい栄養素だ。また心臓疾患や脳卒中などの予防効果もある。

アボカドを二・五個食べれば一日に必要なカリウムの量である四七〇〇mgがまかなえる。また、平均的なアボカド一個にはマグネシウムも四〇mg含まれているが、これは一日に必要な量の一〇分の一にあたる。

一説によると、アメリカ人の八割はマグネシウムを十分に摂取できていないと言われる。もしも理由もなく疲労感があり、心拍異常、筋肉とまぶたにけいれんが起きるという人はマグネシウム不足を疑ってみるとよい。

・栄養の吸収を高める

アボカドは、ほかの食物に含まれる脂溶性ビタミンなどの栄養素の吸収を高める効果がある。『The Journal of Nutrition』に掲載された論文によれば、生のアボカドと一緒にトマトソースや生のにんじんを食べると、カロテノイド（抗酸化作用がある）の吸収率とビタミンAへの変換率が上がったとある。[6] そして二〇〇五年の調査でも同じように、サラダにアボカドを加えるだけでカロテノイドの吸収率が三〜五倍高くなったとされている。[7]

・抗がん効果がある

アボカドに含まれるアボカチンBという脂質は、急性骨髄性白血病に対する抗がん作用があることが知られている。アボカチンBは、健康な細胞を傷つけずに白血病の幹細胞《かんさいぼう》だけを取り除くことができる(8)。同じようにカロテノイドも抗がん作用があり、これはアボカドの特に皮に近い濃い緑色の果肉に多く含まれている。

筆者は旅行にもアボカドを持って行く。皮が緑色の硬い実を持って行くと、移動中につぶれることなく、旅行期間中にはちょうどよく熟して食べられるようになる。アボカドは皮が厚いため農薬の影響をほとんど受けないこともすばらしい。だからオーガニックのアボカドを入手するために余計なお金を使う必要もない。筆者は独自で検査を行ない、複数のスーパーで買ったアボカド（生産された国も農家もばらばらのもの）の安全性を確認したところ、どれからも危険な化学物質は検出されなかった。

アボカドの抗酸化物質がもっとも多く含まれる皮と身の間の色の濃い部分を無駄にしないためには包丁ではなく手で皮を剝《む》くとよい。その方法は次のとおり。

・アボカドの種の周りをなぞるように、包丁で縦に一周、切れ目を入れる

・切れ目を入れた実を両手で持ち、互い違いに実をねじって二つに分ける
・包丁のあごを種に刺して種を取る
・半分に分けた実をさらに縦に四分の一に切る
・親指と人差し指で皮を剝《は》がす

これだけたくさんのメリットがあるアボカドではあるが、一つだけ大きなデメリットがある。産地が近くない限り高価であるということだ。価格への対策だが、セールのときに未熟なアボカドをたくさん買いだめするとよい。

まだ緑色の硬いアボカドを冷蔵庫に入れておけば、三週間くらいもつ。食べる前々日に冷蔵庫から出しておけば、常温でちょうどよく熟したアボカドが食べられるだろう。

注意：ラテックスアレルギーがある場合、アボカドに対してアレルギーを発症する人がいる。それから花粉症の人も、花粉が多い時期にアボカドを食べるとアレルギー反応を起こすことがある。よって意識的に一定期間食べない時期をつくるようにするとよい。

オリーブとオリーブオイルは高品質のものを

オリーブオイルには、一〇〇gあたり一価不飽和脂肪酸（七七g）、多価不飽和脂肪酸（八・四g）、飽和脂肪酸（一三・五g）が含まれている。そしてオリーブの実は体によいだけではなく、とてもおいしい食べ物だ。適度な噛《か》み応《ごた》えと塩気があり、サラダなどに加えるとよいアクセントになる。

オリーブとオリーブオイルの健康への効果としては次のようなものがある。

・抗酸化物質が豊富にある

オリーブにはフェノール（ヒドロキシチロソールやチロソール）、ポリフェノール（オレウロペイングルコシドやオレウロペイン）が含まれ、なかでもオレウロペインはオリーブにしか見つからない。オリーブの抗酸化作用はビタミンEよりも強いと言われる。

・心臓疾患が予防できる

オリーブとオリーブオイルに含まれる脂質の多くはオレイン酸である。オレイン酸は一価不飽和脂肪酸で、ＬＤＬコレステロール値や血圧を下げることで心臓病のリスクを減らしてくれる。また、オレウロペインにもＬＤＬコレステロールの酸化を防ぐ効果があり、酸化による体のストレスを軽減してくれる。

・抗がん作用がある

オリーブには抗酸化物質と抗炎症物質に加えて、抗がん物質も含まれている。オリーブ由来の抗がん物質はがん抑制遺伝子とアポトーシス遺伝子を有効にしてくれる(9)

・アンチエイジング効果がある

これまでの実験でオリーブオイルに含まれるチロソールによって回虫に対する抵抗力が向上することがわかっている(10)。

それからオリーブに含まれるオレウロペイン、ヒドロキシチロソール、スクアレンには紫外線から肌を守る効果が期待される。オレウロペインはその抗酸化作用で肌を美しく保つこともわかっている(11)。

・骨を強くする

加齢による骨粗鬆症の予防にオリーブとオリーブオイルの摂取が効果的なことが動物実験で

わかっている。一二七名の高齢男性を対象にした実験では、エキストラバージンオリーブオイルを中心とした地中海食を二年間続けると、骨の成長に必要なたんぱく質が増えたという報告もある。つまり、オリーブには骨を守る効果が期待される。[12]

そしてエキストラバージンオリーブオイルに含まれるフェノール化合物は、骨をつくる骨芽《こつが》細胞を刺激して増加させることも明らかになっている。[13]

質の高いオリーブはすぐに見分けることができるが（種を取り除いていない、瓶で売られているものを選ぶようにするとよい）、オリーブオイルの場合には注意が必要だ。

米国薬局方の食品偽装データベースによると、[14] より安価で品質の悪い油（ヘーゼルナッツ、大豆、とうもろこし、ひまわり、ごま、グレープシード）をオリーブオイルに混ぜる偽装や、食用にならないオリーブオイルと混ぜて検査を通そうとすることが多いという。

もちろん、食品栄養成分表示には混ぜている油の名前は書かれないため、多くの消費者はまさかオリーブオイルにほかのものが混ぜられているとは思わない。

ＣＢＳのドキュメンタリー番組、『60ミニッツ』は二〇一六年にイタリアのオリーブオイル産業の暴露番組をつくり、マフィアによって業界の腐敗が起きている様子を報道した。

こうしてオリーブオイルにひまわり油などの安い植物油を大量に添加して販売し、年間に一六〇億ドルもの不正な利益を上げていることが明らかになった。

対策としてはできる限り、買う前にオリーブオイルの味を確かめるとよい。もちろん素人が舐《な》めただけで品質がわかるわけではないが、少なくとも、新鮮な油を選ぶことはできる。味見ができない場合は、購入したオリーブオイルを開けたときに異臭がしたり、酸化していたりしたら、購入店へ持って行って払い戻しを受ければよい。

できれば加熱する料理にはオリーブオイルではなく、ココナッツオイルを使おう。なぜなら加熱しても成分が安定している油はココナッツオイルだけだからだ。熱を加えない料理であればエキストラバージンオリーブオイルが最適だが、加熱するとオリーブオイルの分子構造は破壊され、フリーラジカルが発生する。ココナッツオイルもあまりに高温で調理すると酸化してしまい、分子構造が破壊されることを覚えておいてほしい。

このようにエキストラバージンオリーブオイルには不飽和脂肪酸が多く含まれるため酸化によるダメージを受けやすいことに加え、クロロフィル（葉緑素）が含まれているため、加熱しなくても非常に酸化しやすいので注意が必要だ。

細胞が元気になる「たんぱく質」の選び方

ほとんどすべての動物性たんぱく質には脂質も含まれている。一日に必要なたんぱく質と脂質を効率的に摂取するために、高脂質のたんぱく質を選ぶようにしよう。低脂肪の乳製品や「脂質の少ない肉」を選ぶのはＮＧだ。つまり、鶏肉であれば、皮を取り除いた鶏むね肉ではなく、皮つきの鶏もも肉を選ぶようにしてほしい。

６章で詳しく説明するが、一日三食として一食あたりのたんぱく質は女性なら一二～一五g、男性なら一五～二〇gに抑えておきたい。もしも免疫力が低下していたり、手術後や病気からの回復期にあったりする人や、運動量が多い生活を送っている人なら、たんぱく質の量を二五％ほど増やすとよい。

実は筆者が高脂質食について初めて勉強したとき、誰もが一日に必要なたんぱく質を摂取するには、動物性たんぱく質を多く摂らざるを得ないのではないかと懸念した〔動物性たんぱく質を多く含む家畜の多くは柵の中で飼育され、ストレスが多い環境にいる。そういう飼育法は環境に負荷をかけるだけでなく、生育した家畜の肉も栄養価が高くない。食べるのであれば米国グラスフェッド協会（ＡＧＡ）の「米国グラスフェッド認証」のついた家畜の肉を推奨する。

認証のある家畜は草地で放牧され、ホルモン剤や抗生物質を投与されずに育っている」。

しかし今では家畜以外に、ナッツや種子類にも多くのたんぱく質が含まれていることがわかっている（四分の一カップあたり四〜八g）。それから多くの野菜にもたんぱく質が二八gあたり一〜二g含まれている。つまり一日に四五〜五五gのたんぱく質を摂取するには、植物性のたんぱく質で十分、間に合うだろう。

よい脂質が多く含まれている魚介類

魚介類にはＥＰＡ（エイコサペンタエン酸）とＤＨＡ（ドコサヘキサエン酸）というオメガ3系列の脂肪酸が豊富に含まれる。特にＤＨＡは人間の体にとってとても重要だ。燃料として燃焼されずに細胞膜やミトコンドリアの膜に取り込まれるので積極的に摂取したい。

ただし、魚介類には水銀を含む金属汚染の問題があるため注意して選んでほしい。オメガ3系脂肪酸が多く、毒素がもっとも少ない魚でおすすめは、アラスカ・サーモンと紅鮭だ。これらは養殖が許されていないため、すべて天然ものだ。

また、紅鮭は世代交代が早いため、水銀などの毒素が蓄積されにくい。自分より小さな魚を食べる魚は水銀などの毒素が蓄積されるが、鮭は汚染度が高い小魚を餌にしないので金属の蓄積が少ないのもよい。

金属汚染を考えると、食物連鎖の下のほうにいる魚ほど安全ということになる。つまり、イワシ、アンチョビ、サバ、ニシンなどだ。なかでもイワシにはオメガ3系脂肪酸が非常に多く含まれるため、一日の半分の必要量を一食分のイワシから得ることができる。[15]

ただし、イワシの缶詰を選ぶときはオイル煮ではなく水煮を選ぶようにしよう。オイル煮の缶詰に使われるオリーブオイルは食用には向かない油だからだ。

・養殖は食べないようにしよう

天然のアラスカ・サーモンよりも養殖のサーモンのほうが安価で手に入りやすいが、栄養価が低い、環境への負荷が高い、着色料を使用しているなど、健康への害になり得る要素が多いため、できるだけ避けるようにしたい。

養殖のサーモンは天然のサーモンに比べてオメガ6系脂肪酸が五倍以上含まれる。アメリカ人の多くは必要な摂取量の一〇〜二〇倍ものオメガ6系脂肪酸を摂っている。また、養殖のサーモンの体脂肪率は一四・五〜三四%にもなるが天然サーモンの体脂肪率は五〜七%に過ぎない。毒素の多くは脂肪に蓄積されるため、汚染度は天然ものより養殖もののほうが高くなる。

なお、同じような問題が集中家畜飼養施設(CAFO)で育てられる牛や豚にも起こっている。CAFOで飼育される家畜の飼料には抗生物質、殺虫剤、遺伝子組み換え作物が使われるからだ。また、ピュー慈善財団などによる海洋の保護を目的とした国際組織であるオセアナ（Oceana）の調査によると、「天然」とラベルに書かれている魚の八割が実際には養殖だということがわかっているが、その中にはサーモンも含まれている。メニューに「天然」と書かれていたとしても、レストランで出てくるサーモンの九〇～九五％は養殖である。[16]

これだけ養殖が多い中で、どうやって天然ものを見分ければよいだろうか。

養殖か天然ものかはっきり明記されていないときは、サーモンの身の色に注目してほしい。天然の紅鮭は、自然に蓄積したアスタキサンチンによって濃い赤色をしている。アスタキサンチンには強い抗酸化作用があり、紅鮭はほかのどの食品よりもたくさんの、天然のアスタキサンチンを含んでいる。

また天然のサーモンは脂肪分が少ないし、身に入るサシ（白い線）も細い。もしもサーモンの身の色が薄いピンク色（もしくは着色料による赤色）で、サシが多ければ養殖と考えていいだろう。またアトランティック・サーモンもほとんどは養殖だ。

・「偽《にせ》シーフード」を見分けよう

水産業には偽装食品が多いことは、ラリー・オルムステッドの『その食べ物、偽物です！（Real Food/Fake Food）』（早川書房刊）に詳しい。多くの「天然」の魚は養殖され、中国産のエビがほかの国で獲れたものとして売られることが多い。そしてレストランでは、メニューに書かれているものより安い魚を使っていることが多い。たとえば「キンメダイ」と書かれた料理に使われている魚が本当はティラピアだったとしても驚かないし、おそらくそのティラピアは、望ましくない環境で養殖されたものだろう。

前述のオセアナの調査でも、アメリカのスーパーやレストランで販売されていたエビの三〇%は偽装されており[17][18]、一五%は養殖を天然と偽《いつわ》ったり、エビの種類を替えたりしていたことがわかっている。偽装された魚介類を購入するのは単にお金の損になるだけでなく、健康に害があるかもしれないので注意すべきだ。

ほかにも、二〇一三年にオセアナが実施した調査では、アメリカの小売店舗からサンプリングしたツナ（マグロの白身）の八四%が、実はアブラソコムツだったことが判明している。このアブラソコムツは食べるとひどい下痢になったり、もっと深刻な症状を引き起こしたりすることがある[19]。

偽物の魚介類をつかまされないためにはどうしたらよいか。次のいくつかの方法がある。

・地元の漁師から魚を直接買い付けるか、大手小売業から買う。海岸沿いの地域であれば新鮮な魚介類を売るシーフードマーケットが開かれていることが多い。魚について何か疑問があれば、店の人に直接確認できる。また、さまざまな調査によって大手小売チェーンが販売する商品のラベルの表記にはほとんど嘘がないことがわかっている。

・アラスカ産のものを買う。アラスカでは養殖が禁止されているため、すべて天然ものだ。また、アラスカは水質もよく、漁業の管理もされており、サステナビリティの水準は世界的にも高い。本物のアラスカ産かどうかを見分けるには「ワイルド・アラスカ・ピュア」というアラスカ州のロゴを探すとよい。このロゴは信頼できるし、生のサーモンよりも安価な缶詰のアラスカ産サーモンにもこのマークがついているのでおすすめだ。

・切り身ではなく、一尾を丸ごと買うようにする。切り身でなければ魚の種類や部位を偽るのは難しいからだ。

魚介類を安全に食べるために、次の魚介類のリストを参考にするといい[20]。

《水銀量が少ない（食べてよい）》

アンチョビ、マナガツオ、ナマズ、貝類、カニ（国産）、ザリガニ、イシモチ（大西洋産）、カレイ、コダラ、メルルーサ、ニシン、ワカサギ、サバ、ボラ、カキ、ツノガレイ、スケトウダラ、サケ（缶詰、天然）、イワシ、ホタテ、エビ、シタビラメ（太平洋産）、イカ、ティラピア（天然、ただし稀少）、マス（淡水）

《水銀が含まれる（適量であれば食べてよい）》

バス（海水、ブラックバス・シマスズキ）、カンムリブダイ、コイ、マダラ、ロブスター、シイラ、アンコウ、パーチ（淡水）、シープスヘッド、ガンギエイ、フエダイ、甘鯛（大西洋産）、マグロ（低脂肪の白身を缶詰にしたもの）、カツオ

《水銀量が多い（できるだけ食べないほうがよい）》

イシモチ（白、太平洋産）、オヒョウ（大西洋産、太平洋産）、サバ（スペイン産、メキシコ湾産）、パーチ（外洋産）、ギンダラ、スズキ（チリ産）、マグロ（ビンナガ、キハダ）

《水銀量が非常に多い（絶対に食べないほうがよい）》

ブルーフィッシュ、ハタ、キングマカレル（オオサワラ）、サメ、メカジキ、マグロ（メバチ）

細胞が元気になる「乳製品・卵」の選び方

乳製品は高脂質、高たんぱくの食品が多いが、意識して高脂質のものを買うようにしてほしい。商品によっては、乳糖が多く含まれる牛乳やカッテージチーズがある。乳糖はブドウ糖とガラクトースが結合した分子で、消化すると血糖値が上がるため摂取を避けたい。

次のリストで確認してなるべく「高脂質の乳製品」を摂るようにしよう。

肉と同じように、乳製品もグラスフェッド（牧草飼育）でオーガニックのものを選ぶとよい。乳製品も牛肉に付けられる米国グラスフェッド協会（ＡＧＡ）の「米国グラスフェッド認証」があるものを選ぶのがおすすめだ。さらに乳製品は加熱殺菌したものではなく、生に近いものがあればそれにしよう。

なお高脂質の乳製品にはたんぱく質も含まれるので、脂質と一緒にたんぱく質の量も計算して記載した。

《高脂質の乳製品（適量であれば食べてよい）》

・バター（大さじ一杯あたり脂質一二g、たんぱく質は無視できる）

・ギー（大さじ一杯あたり脂質一三g、たんぱく質はゼロ）
・生クリーム（大さじ一杯あたり脂質五～六g、たんぱく質は無視できる）
・クリームチーズ（大さじ一杯あたり脂質四～五g、少量のたんぱく質）
・サワークリーム（大さじ一杯あたり脂質二～三g、少量のたんぱく質）
・パルメザンチーズ（大さじ一杯あたり脂質一・四g、高たんぱく。主に味つけ用で、大量には食べない）
・チェダーチーズ（大さじ一杯あたり脂質九g、高たんぱく）
・ブリーチーズ（大さじ一杯あたり脂質八g、高たんぱく）

《高たんぱくの乳製品（食べないようにする）》

・牛乳、カッテージチーズ、リコッタチーズ、ヨーグルト、ケフィア

注：高脂質の乳製品にはエストロゲン代謝物が含まれており、乳がん、子宮、卵巣、前立腺などのホルモンが関係するがんに影響を及ぼす可能性がある。これらのがんを患っている場合は、乳製品は摂取しないか少なめにすること。またオーガニックでないものは、除草剤、ホルモン剤、抗生物質などに汚染されており、ときには抗生物質に対する耐性がある菌などが混入して

いることもある。

卵はもっと積極的に摂ったほうがいい

この数十年間、保健機関や大手メディアによって卵が大変な悪者にされてきたが、卵はとても健康によい食べ物である。また値段あたりで見た栄養価は非常に優秀だ。

多くの人が卵を避けるようになったのは、卵を食べるとコレステロール値が上がると言われたからだ。しかし実際には、自然由来の食事から摂るコレステロールは健康に害はなく、むしろよいと言われている。

二〇一五年の米国人のための食生活指針では一週間に食べてよい卵の数の制限がなくなり、卵の黄身は「推奨するたんぱく質」のリストに加えられた。これは食生活指針諮問《しもん》委員会が長年、科学によって示されていた事実を受け入れて、ついに「コレステロールの摂りすぎに注意する必要はない[21]」と認めたためだ。

卵は、たんぱく質を合成するために必要な八種類の必須アミノ酸を含んでいる。これらの必須アミノ酸を人体は自らつくり出すことができないため、食事によって摂取するしかない。

卵を食べるときは、本物の「放し飼い有機卵」を選ぶようにしよう（ただし卵には一個あたりたんぱく質が七gも含まれているので、一日のたんぱく質の摂取量には気をつけながら食事に取り入れてほしい。たんぱく質を摂りすぎると、mTOR酵素を刺激してしまうからだ）。

この「放し飼い」というのは、雌鶏が鶏舎の外にあるオーガニックな放牧場を自由に行き来できて、種子、ミミズ、虫、草など、本来、雌鶏の餌になるものを自由に食べられるようにした状態のことである。

放し飼いの卵は、CAFOで飼育された鶏の卵に比べ、次のような栄養に優れていることが調査で明らかにされている。

・ビタミンAが一・五倍以上
・ビタミンEが三倍
・オメガ3系脂肪酸が二倍
・βカロテンが七倍

アレルギーなど鶏卵と相性が合わない人もいるが、そういう人もアヒル、ウズラ、ガチョウの卵であれば問題なく食べられることが多い。またアレルギーはなくても、日常的に卵を食べるのであれば、鶏卵だけでなく、いくつかの種類をローテーションで食べたほうがよいだろう。

卵は食べ方も重要で、栄養価を損なわないよう、生か生にできるだけ近い状態で食べたほうがよい。生卵を食べてもサルモネラ菌に感染する確率は非常に低い。放し飼いの卵の場合はさらにリスクが少ないだろう。

生卵にはアビジンというビオチン結合性たんぱく質が多く含まれている。アビジンはビタミンBビオチンと結合するため、アビジンを摂りすぎると体内で使えるビオチンが少なくなってしまう。よって生卵をたくさん食べる場合は、ビオチンをサプリメントで補給するほうがよいかもしれない。

もしも生で食べるのが苦手なら、ポーチドエッグか半熟のゆで卵（MCTオイルをかける）にしてもよいだろう。スクランブルエッグや目玉焼きなどの高温で調理するメニューは、卵のコレステロールが酸化してしまうため、高コレステロールの治療をしている場合などは避けたほうがよい。それから加熱によって卵のたんぱく質の組成が変わるため、アレルギー反応が起きる場合もある。また、卵には炭水化物も微量に含まれているため、忘れずに一日の摂取量に加えるようにしよう。

細胞が元気になる「ナッツ・種子類」の選び方

ナッツ・種子類と植物界の関係は、そのまま卵と動物界の関係になぞらえることができる。ナッツ・種子類ほど栄養価の高い食べ物はまずない。選ぶ際には、抗生物質や農薬の心配のない有機栽培された生のものを選ぶ。その際に放射線被ばく、工業製油脂を使ったロースト工程、加熱殺菌、砂糖や調味料の添加など、ナッツ・種子類の栄養価を損なうプロセスを経ていないものを選ぶようにする。

食べる前にナッツや種子のにおいを嗅《か》ぎ、新鮮であることを確認しよう。かび臭い、腐っている、酸《す》っぱい、酸化していると感じるようなにおいがした場合には、肝臓に悪さをする菌性のマイコトキシンの存在を暗示しているかもしれないので注意しよう。

一日に食べるナッツの量は五〇g、種子類は大さじに数杯にとどめておこう。これでオメガ6系脂肪酸の摂りすぎを防ぐことができる。

おすすめは生のオーガニックのマカダミアナッツやペカンナッツだ。この二つはナッツの中で炭水化物とたんぱく質の量がもっとも少なく、逆に脂質の量はもっとも多いのでおすすめだ。

もしもそれ以外のナッツを食事に加える場合は、全体のオメガ6系対オメガ3系脂肪酸の比率を崩さないように注意しよう。

ローストしたナッツはおいしいが、高温で加熱することで、体によい脂質やアミノ酸などの栄養素が壊れてしまう。[22] しかしどうしてもローストしたナッツを食べたいなら、自分で煎《い》ってしまえばよい。温度と加熱時間を調節できるので、必要以上に栄養素を壊さずにすむのでおすすめだ。

たとえば、生のカボチャの種にヒマラヤ岩塩などの天然塩をふりかけ、低温（七六℃未満）に設定したオーブンで一五～二〇分、焼くといい。これで加熱によるダメージは最小限ですむ。

注：ナッツ・種子類は栄養素が豊富なため強く推奨する食材ではあるが、オメガ6系脂肪酸も多量に含まれるので食べすぎないよう、注意してほしい。

オメガ6系脂肪酸も私たちの体に必須のものだが、実際にはほんの少し摂取すればよいものだ。工業製油脂はオメガ6系脂肪酸が非常に多く、さらにそれが精製過程で劣化しているために問題がある。それなら自然な状態のナッツ・種子類に含まれるオメガ6系脂肪酸ならよいかというと、それも摂りすぎてしまえば炎症を起こしやすくなる。

オメガ6系脂肪酸、リノール酸などの不安定な脂肪酸を摂りすぎると、それらが組み合わさってカルジオリピンという、ミトコンドリアの細胞膜の大部分を構成する脂質に悪さをするものとなる。カルジオリピンによってミトコンドリアの細胞膜が機能しなくなると、ミトコンドリアの代謝とエネルギー生成ができなくなる。[23]

リノール酸と似た名前に「リノレン酸」があるが、混同しないように注意してほしい。リノレン酸はオメガ3系脂肪酸で、ミトコンドリアの細胞膜のためにむしろ積極的に摂りたい脂肪酸だ。

リノール酸が多い食べ物を控えて、オメガ3系脂肪酸やオメガ9系脂肪酸のオレイン酸（一価不飽和脂肪酸）が多く含まれる食べ物を摂れば、ミトコンドリアの細胞膜の健康を取り戻すことができる。オリーブオイルやマカダミアナッツには、オメガ9系脂肪酸のオレイン酸が豊富に含まれ、オメガ6系脂肪酸の割合も低いのでおすすめだ。

さらにリノール酸の炎症作用による悪影響はミトコンドリアの細胞膜の機能を妨げることだけではない。二〇一三年の調査で、リノール酸の摂りすぎは、軟骨組織にも影響することがわかった。骨粗鬆症の患者を検査したところ、軟骨組織にリノール酸があると炎症が起きてしまう。つまり、リノール酸を摂りすぎると、それが軟骨組織を破壊し、骨粗鬆症を引き起こす疑いがあるということだ。[24]

一方、オレイン酸やパルミチン酸（飽和脂肪酸）があると、軟骨組織の破壊から守ってくれるらしいことがわかっている。

いずれにせよ、健康のためには一日に摂取するナッツ・種子類の量を守るようにしてほしい。

《おすすめのナッツ・種子類》

アーモンド（たんぱく質が多いため、少量にする）、ブラッククミンシード、黒ごま、ブラジルナッツ、生のカカオパウダー、カカオニブ、カカオバター、チアシード、フラックスシード（亜麻仁《あまに》）、マカダミアナッツ、ペカンナッツ、オーガニックのサイリウム種皮（オオバコ）、カボチャの種、ひまわりの種

食べられるナッツ・種子類とその食べ方、栄養価については付録（306ページ）を参照してほしい。

このほかのナッツはたんぱく質が多すぎるため、リストには掲載していない。推奨されるナッツ・種子類以外は日常的には食べないようにすること。

6章

「ミトコンドリア代謝改善法」こうやればいい

――早い人なら一週間で変化に気づく！

では早速、ミトコンドリア代謝改善法をあなたの食事に導入してみよう。
以下のステップに従って進めるとうまくいくだろう。

まず、この食材を用意する

この章を読んだら、できるだけ早くスーパーに行ってミトコンドリア代謝改善法向けの食材をたくさん買い込み、冷蔵庫やキッチンの棚にストックしよう。買い出しに行く前に糖質の多い食材を片づける必要はない。冷蔵庫やキッチンの棚を一掃してしまうと、「食べるものがない」という危機感に襲われることがある。人は、「お腹が空いて死にそう……何を食べたらよいだろう？」と思った途端、余計なものを買うという間違った選択をしてしまいがちだからだ。

買い出しの際は、食品のラベルをじっくり確認しながら、初めて訪れたスーパーを探検するようなつもりでしっかり時間をかけて食材を選ぼう。

ミトコンドリア代謝改善法に適した食材については5章で説明したが、ここではそれらを簡単なリストにしたので、買い出しの際にはこれを参考にするとよい。また、レシピを調べてみて気に入ったものを二つ、三つすぐ使えるようにしよう。そのレシピに必要な食材をメモし、買い出しのときに食材を確保しておこう。

こうして必要な食材を冷蔵庫やキッチンの棚にストックすることができたら、炭水化物、でんぷん、砂糖が多く含まれる食材を一掃する作業をしよう。

この順番でタスクを実行すると、新しい食事プランへの移行がスムーズになり、モチベーションも湧くのでおすすめだ。もちろん完璧でなくてもいい。細かいことにこだわるよりも、とりあえず先に進むことを主眼に行動しよう。

ミトコンドリア代謝改善法のための食材リスト

●野菜

アスパラガス、アボカド、ブロッコリー、芽キャベツ、キャベツ、カリフラワー、セロリ、キュウリ、ケール、キノコ、ほうれんそうや小松菜などの緑の葉物野菜、ズッキーニ

※次の野菜は、この食事法に慣れてきたら適量であれば摂ってよい

なす、ニンニク、タマネギ、ピーマン・パプリカ、トマト、カボチャ（少量にとどめる）

●果物

イチゴやブルーベリー、ラズベリーなどのベリー類（手のひらに軽く一杯。その分、食事の野菜を減らす）

グレープフルーツ（一食で数房ほど。その分、食事の野菜を減らす）

●たんぱく質

グラスフェッドビーフ、ラム肉、豚肉（少量のベーコンとソーセージも可）、鶏肉（オーガニックな環境で放し飼いのものが望ましい）、魚介類（天然の魚と貝類）、イワシとアンチョビ、ジビエ肉、卵（できればオーガニックな環境で放し飼いのもの）、内臓肉

●乳製品

チーズ（チェダー、パルメザンなどのハードチーズか、ブリーなどの高脂質なソフトチーズ）、生クリーム、サワークリーム（加熱殺菌されておらず、でんぷんや添加物が加えられていないもの）、低脂肪など「加工されていない」クリームチーズ

● **ナッツや種子類**

マカダミアナッツ（体によい脂肪が豊富で炭水化物やたんぱく質の含有量が少ない）、ペカンナッツ、ブラジルナッツ（セレニウムが豊富だがたんぱく質も多いので、一日二粒まで）、ココナッツ（加糖されていない果肉、ココナッツミルク、ココナッツパウダー）、チアシード、ひまわりの種、カボチャの種、黒ごま、ブラッククミンシード、生のカカオニブ、フラックスシード（オメガ3系脂肪酸が豊富。すりつぶして食べる）

● **おやつ**

アボカド、オリーブ、ピクルス（自然発酵のもの。原材料表示を見て塩が使われ、酢は含まれていないことを確認する）

● **油脂類**

ココナッツオイル、MCTオイル、ココアバター、オーガニックで非加熱のグラスフェッドバターやギー、オーガニックな環境で育った動物のラード（ソテーに最適）、そのほかの動物性の飽和脂肪酸（ケージフリーの鶏油など）、エキストラバージンオリーブオイル（ドレッシングや自家製マヨネーズに）、味つけに使う発酵野菜（自家製もしくは市販品、

加熱殺菌していないもの）

●甘味料

ステビア（液体ポーション、できればオーガニックのもの）、羅漢果、キシリトール（犬には致死性があるので注意）、エリスリトール

NG食材はすべて処分する

ミトコンドリア代謝改善法を開始するにあたってもっとも重要な準備として、まず必要な食材を購入したら、次は自宅の棚という棚をひっくり返して、この食事法ではNGとされる食品をすべて取り除いてほしい。

糖質を多く含む食品を家に置かないようにすれば、その誘惑に打ち勝つのがそれだけ楽になる。よってこのステップはできるだけ迅速《じんそく》に行なうのが望ましい。

食品栄養成分表示の読み方

ミトコンドリア代謝改善法の食事法を始める準備とともに覚えてほしいことがある。それは食品パッケージにある栄養成分表示ラベルの読み方だ。栄養成分表示が読めるようになれば、その食材が自分の体にとって適切かどうか自分で判断できるようになる。

なお、栄養成分表示中、もっとも注目すべきは、「総炭水化物」だ。これは糖質の表示よりも重要だ。

その理由だが、糖質の表示には炭水化物に含まれる糖は含まれていないため正確ではない。つまりまぎらわしいことに、栄養成分表示において「糖質」という表示には、でんぷんに含まれる三分子以上の長さを持つブドウ糖は含まれていないのだ。

しかし、このような名称上の分類ルールとは関係なく、でんぷんに含まれるブドウ糖も、口に入れてしまえば普通の砂糖と変わらない。だからもしラベルの表示が糖質○《ゼロ》gであっても、炭水化物二〇gと記されていたら、その食品に糖が含まれているということだ。

次に注目すべき表示は「食物繊維」だ。食物繊維は炭水化物の一種だが、それに含まれるブドウ糖の分子は消化されても血流に乗らないような結びつき方をしている。そのため、ほかのブドウ糖と違って体内のインスリン値に影響がない。
また、食物繊維は腸内で善玉菌の餌になるため、健康改善効果がおまけとしてついてくる。栄養成分表示にある食物繊維の量を炭水化物の量から引くと、純粋な炭水化物の量になる。

栄養士のミリアムが指摘する注意点としては、もしもその食品が高度に加工され、食物繊維が大量に添加されている場合、総炭水化物の量から差し引く食物繊維の量をラベル表示の半分にする必要があるということだ。

なぜなら添加されている食物繊維に、体内のブドウ糖やインスリン値を上昇させる効果がある可能性を考慮する必要があるからだ。しかし自然食品であれば、数少ない例外を除けば、このように食物繊維の量をいじって計算する必要はない。

その次に注目したいのは、「水素添加油（ショートニング）」の表示だ。これを含む食品はミトコンドリア代謝改善法には使えない。そしてここにも栄養成分表示の抜け穴がある。製造者は水素添加油を添加していても、一食あたり〇・五gまでであれば、その表示を「〇《ゼロ》g」にできるので注意しよう。

ミトコンドリア代謝改善法では、精製度が高く、炎症性が高いオメガ6系の多価不飽和脂肪酸の摂取をできるだけ少なくしたい。だが、このオメガ6系と体によいオメガ3系の油脂の摂取バランスは、気をつけていないと簡単に不健康なほうに傾いてしまう。また、飽和脂肪酸はできるだけ摂取したいので飽和脂肪酸の表示があるかどうかもしっかり確認しよう。

いずれにしても、食品を購入するときはパッケージに表示されている材料の一つひとつが何だかわかるものだけを買うようにしよう。たとえば、オーガニックのサトウキビ・シロップ、メープルシロップ、蜂蜜、アガベシロップなどは、ミトコンドリア代謝改善法においては、上白糖よりも適さない。というのは、それらには精製された食用でんぷんが含まれていることがあるからだ。

また、醤油にも少量ではあるものの無視できない量の炭水化物が含まれている。この食事法では、食品の選択に制限があるのだから、カロリーはあっても体の栄養にならない食べ物は、できるだけ口に入れないようにしたい。そのために、しっかりとラベルを読めるようになろう。

炭水化物をやめられない人へのアドバイス

典型的なアメリカ人の食事はもちろん、自然食品を中心にした食事をしてきた人でも、これまで摂取してきたカロリーの半分以上が炭水化物まみれだったと断言しても間違いではない。

なぜなら甘いお菓子やデザートに入っている砂糖だけではなく、でんぷん、穀物、果物、豆類に含まれるブドウ糖などの糖を人は普通たくさん食べているからだ。

あなたが脂肪燃焼体質になるためには、あらゆる糖を大幅にカットしなければならない。具体的には、純炭水化物量（総炭水化物量から食物繊維を引いた量）が五〇g未満になるようにすることだ。そしてこの量に体が完全に慣れ、脂肪を主な燃料として消費するようになるまでには、数週間から数カ月はかかる。

しかし脂肪燃焼の概念は頭では理解できても、実際に食事から糖を除去するのはなかなか難しい。その理由は次の四つに大きく分類できる。

・頻繁に補給されるブドウ糖に体が依存している

脂肪燃焼体質に変わる前に、糖として体内で消費されていた食べ物を断ってしまうと、飢餓感や糖への強い欲求があらわれる。なぜなら体内に貯蔵されたグリコーゲンが尽きかけていても、肝臓ではすべてのエネルギーをまかなえるだけの量のケトンをつくり出せないからだ。「炭水化物を多く摂取すると血糖値が上がり、インスリンの分泌が増える。それによりブドウ糖が血流から排出され、血糖値が下がる」――この一連の反応を、脳は空腹感として学習する。

脂肪燃焼体質になるためにはこの悪循環を乗り越えなければならない。しかし数日で飢餓感を感じなくなる人もいれば、一週間、あるいはそれ以上、飢餓感に悩まされる人もいる。

ただし、いったん脂肪燃焼体質になると、この飢餓感は嘘のように消えてしまい、ジャンクフードなども含め、糖やでんぷんは一切食べたくなくなる。また、一度食事をしたら、次の食事までまったく空腹を感じずに何時間でも過ごせるようになる。

さらに、体がすっかり脂肪燃焼モードに入ったら、月に数日は、インスリン値が低くなりすぎないようにするために、炭水化物をたくさん食べてもよい日を設定できるようにもなる。つまり炭水化物を食べてよい日には、純炭水化物量を一〇〇〜一五〇gまで増やすことができる。

・知らず知らずのうちに食べ物に含まれている糖を摂っている

「安全」だと思っていた食べ物にも、糖がたくさん含まれていることがある。この食事法を実践する上で「食べられるものは何か？」と迷うことはたびたびある。そのときは、135ページからの食材リストを見直して、これらの食品を揃えておこう。

筆者の場合は、空腹を感じたら手のひら一杯のマカダミアナッツやペカンナッツを食べるようにしている。ナッツであれば手軽に持ち歩けるのでおすすめだ。

このように、いつでも手軽に食べられるものをいくつか決めて、職場、通勤の車の中、自宅に常備しておけば、小腹が空いたときにポテトチップスの袋に手をのばさずにすむ。

・糖から得ていたカロリーを脂質に置き換えるのは苦しいと感じる

ほとんどの人は、これまで脂質を食べないようにと教えられてきたため、脂質をたくさん摂るのは不自然に感じるだろう。そのため、本当に必要な脂質量を十分に摂りきれないことが多い。だが、必要なカロリーを脂質でしっかり補えないと強い飢餓感にさいなまれることになる。

これを解消するには食べたものをすべて記録し、リアルタイムで食べているものの量と栄養分を見られるようにするとよい。それによって食事の量と質に問題があってもすぐに気づき、対策を立てられる。

一度、脂肪燃焼体質になってしまえば、それほど苦労せずに一三～一八時間は食べずにいられるようになる。これは体内にある脂質を燃焼している間は、体が空腹信号を出さなくなるからだ。

脂肪燃焼体質への移行が終わるまでは、手軽に口にできて味がよい高脂質のおやつやアボカド、マカダミアナッツなどを用意しておこう。高脂質のおやつには、「ファットボム（脂肪たっぷりおやつ）」と呼ばれるものがあるが、とても手軽に脂質を補給できるのでおすすめだ。これは、ココナッツオイルなどの油脂にさまざまな材料を混ぜた、甘い塩味のキャンディのようなおやつだ〔Googleなどで“fat bombs”（ファットボム）と検索すればレシピが出てくるので参考にするとよい〕。また空腹時に大さじ一～二杯の体によい脂質を補給するのもいいだろう。

・炭水化物への渇望は、精神的なサポートを求めるサインかも

もしも体からの欲求ではなく心の安定のために炭水化物の多い食べ物を口にしていたのなら、その精神的な結びつきが、単に栄養補給として炭水化物を求める飢餓感よりも激しいものをもたらすだろう。

もちろん今まで食べていたブラウニーの代わりに「脂肪たっぷりおやつ」を食べて空腹感をなくすことは可能だ。だが、もしブラウニーに安らぎや癒やしを求めていたのなら、それを与えてくれる別のものを探さなければ炭水化物に対する渇望感は解消されない。

その場合は自分をいたわり、面倒を見てくれる人たちを含めた広義のサポートネットワークが必要になってくるかもしれない。

このような場合、筆者は、エモーショナル・フリーダム・テクニックという指圧法（200ページ参照）をおすすめしている。このテクニックを用いることで、自分でツボを刺激して、凝り固まった感情をゆるめ、古い固定観念を解放できるだろう。

「例外」をつくらないのがうまくいくコツ

子どもの誕生日や家族の集まり、ちょっといいレストランでの食事で、ケーキなどの甘いものを「たった一口だけ」ならと食べたくなることがある。

だが、たった一口でも食べてしまうと、なし崩し的にたくさん食べてしまうことになりかねない。なぜなら砂糖には中毒性があり、意志の力でその誘惑に勝つことは難しいからだ。

また、たまにならよいだろうとつい炭水化物を摂りすぎてしまうと、脂肪燃焼体質への移行に時間がかかり、かえって飢餓感をあおることになる。

例外がいくつもあると、ミトコンドリア代謝改善法は成功しない。特にこの食事法を始めたばかりの時期は、脂肪燃焼体質に切り替えるために制限を徹底する必要がある。あなたの生活にこの食事法が定着するまでは、食べ物が出てこない家族イベントをつくり、実行するようにしよう。

しかし感謝祭のディナーなど、守りたい伝統行事もあるだろう。その場合には、事前にこのような席にふさわしい低糖質メニューを探して準備し、みんなで食べてみよう。いつものお祝いの席でのメニューと遜色《そんしょく》のないものが食べられるとわかれば、友達や家族の認識も変わるかもしれない。

このような低糖質メニューは、インターネットで「ケトジェニック・ココナッツカスタード」や「ズッキーニヌードル」などといった単語で検索すれば簡単に見つかる。すでに評判の高いメニューもたくさんあるし、新しいメニューも日々、考案されている。

しかしもしどうしても糖の誘惑に勝てそうもないというときは、自宅でその日に必要な分の食事のほとんどを食べて空腹感を解消してから会場に出かけよう。

注意：ミトコンドリア代謝改善法と一般の食事は両立できない。炭水化物を除去せずに高脂質の食事をすると、インスリン分泌による血糖値の変動に影響された代謝を続けるため、非常に健康に悪い状態になる。栄養指導をしてくれる専門家の力を借りて、食べ物の中に隠れている炭水化物を見つけて取り除く作業を地道に続けていくしかない。

では、何をどのくらい食べればよいのか？

これまで説明してきたとおり、ミトコンドリア代謝改善法の食事は多くの良質な脂質と、適切な量のたんぱく質、少量の炭水化物からなるが、ここではもう少し掘り下げて、「あなたのための食事」のつくり方を説明する。

このやり方であなたは特定の栄養素を何gずつ食べられるか、具体的な数値を計算しながら、脂肪燃焼体質に変わるために必要なガイドラインを身につけることができるだろう。

ここで、「あなたのための食事」と言っている理由は、摂取する栄養素の量に関して、すべての人に共通する基準値は存在しないからだ。数値は個人の体形や健康状態に合わせてカスタマイズしなければならない。

たんぱく質とその量

ミトコンドリア代謝改善法の食事法は、たんぱく質の扱いが、アトキンス・ダイエットやパレオ・ダイエットなど、ほかの食事療法と異なっている。つまり、mTOR酵素などの生化学信号伝達の活性化を抑え、ミトコンドリアの機能を正常化するために、たんぱく質の摂取量が細かく制限される。

原則としては、除脂肪体重一kgあたり一gのたんぱく質を食べればよい。除脂肪体重とは、体脂肪以外の筋肉や骨、内臓などの総重量のことだ。

除脂肪体重を知るには、さまざまな体脂肪率の人の写真と自分の体形を見比べ、自分の体脂肪率を推測して（正確な体脂肪率は求められないが、何の根拠もない推測や、まったく調べないまま先に進むよりはましだ）自分の体脂肪率の目安をつけ、その体脂肪率に体重をかけて脂肪の重さを計算する。その脂肪の重さを体重から引いたものが除脂肪体重になる。

そして、この除脂肪体重の数値に一・〇をかけたものが、一日に食べられるたんぱく質の量だ。

たとえば、一四六ポンド、体脂肪率三三％の女性（この体重で平均的な体脂肪率）の場合、次のように計算できる。

一四六ポンド≒六六・二二kg
六六・二二×〇・三三≒二一・八五kg（脂肪の重さ）
六六・二二－二一・八五≒四四・四kg（除脂肪体重）
四四・四×一・〇＝四四・四g（一日に食べられるたんぱく質の量）

このように計算して、三食で食べてよい一日のたんぱく質の合計が約四四gだとすると、一食あたりは約一五gになる。

肉ならば、トランプ一箱を四分の一に切った短冊くらいの大きさに、五～七gのたんぱく質が含まれている。魚であれば、切り身一切れの四分の一に五～七gのたんぱく質が含まれている。そのほかにも野菜、ナッツ、種子類にもたんぱく質は含まれている。

昼食に一五gのたんぱく質を摂るには、女性であれば肉ならばトランプ一箱の二分の一から四分の三ほどの大きさのポーションになる。こうして必要なたんぱく質の量が把握できたら、次は見た目でたんぱく質の量がわかるように、いくつか具体例を用意するとよいだろう。あとは一食ごとにポーションを計量し、記録するのもよい訓練になる。

このように視覚で必要なたんぱく質量がわかるようになると、気楽に外食もできるようになるし、たまの旅行で食事しても脂肪燃焼食から大幅にはずれずにすむ。

くり返すが、ミトコンドリア代謝改善法は非常に個別化された食事法だ。がんなどの重い病気を患っているなど、場合によってはたんぱく質をもっと減らして、疾患への影響を減らすような努力をしなければならないかもしれない。

もし何らかの疾患がある人ならば、医師や専門家の力を借りて一日あたりに食べてよいたんぱく質量を決めるようにしてほしい。さらにこの量については、定期的に見直しが必要になることもあるだろう。

炭水化物とその量

ミトコンドリア代謝改善法の大原則として、一日あたりの純炭水化物量は五〇g未満、もしくは総摂取カロリーの四~一〇%に抑える必要がある。この数字についても人によって大きく異なることに注意してほしい。

たとえば、普段から運動量が少なかったり、インスリン抵抗性が高かったり、二型糖尿病を患ったりしている場合などには、もっと抑えたほうがいいこともある。こういった場合、この食事法を開始したばかりのときの純炭水化物量は上限が二〇gほどの低い値になるだろう。

つまり、脂肪燃焼状態を維持するために、純炭水化物量を一〇~一五gと極端に低く抑える必要がある人もいれば、四〇g以上の炭水化物を食べても問題ない人もいるということだ。

また、ある時点では最適だった炭水化物量も、時間の経過とともに減らしたり、あるいは増やしたりと、見直しをしなければならないこともある。自分の健康状態や最終的な目標の変化、実践後の体のフィードバックなどから定期的に見直しをするようにしよう。

目標値の設定方法は次のようになる。

加工食品、糖など、炭水化物量が多い食生活を送っていた場合、もしくは侵襲性《しんしゅうせい》の強いがん

（たとえば脳のがん）を患っている場合については、純炭水化物量を一〇～一五ｇくらいから始めてほしい。こうすることで、食材に隠れている不必要な炭水化物も集中的に除去できる（ケチャップやサルサなどの調味料にも天然由来の糖が含まれているので注意）。

すでにパレオ・ダイエットのような自然食品中心の食生活をしている場合は、たとえがんなどの深刻な疾患を抱えていたとしても、純炭水化物量は一日に二〇ｇが目安だ。それから甲状腺の異常で治療を受けていたり、副腎疲労を患っていたりする場合にもこの数値でよいだろう。うまく組み合わせれば栄養素や食物繊維が豊富な低糖質の野菜をいろいろ食べることができる。

栄養バランスのとれた食事を続けており、健康改善を目指しているだけの場合は、開始時の純炭水化物量を一日あたり二〇ｇにするとよい。

実はミトコンドリア代謝改善法を始めてすぐに純炭水化物量を四〇ｇまで増やしても血糖値に影響は出ない。だが初期値はなるべく低く設定したほうが脂肪燃焼体質への切り替えがうまくいく。

その後、脂肪燃焼体質にしっかり切り替わったら、摂取できるたんぱく質の量が増えるので、それに伴って純炭水化物量も一日あたり四〇〜八〇gまで食べられるようになる。

エネルギー消費の高いスポーツ選手の場合なら、一〇〇gくらいまで食べてよいが、脂肪燃焼状態が維持できているかどうかには細心の注意を払うこと。脂肪燃焼状態を維持できているかどうかは、血糖値とケトンの量で確認できる。よって血糖値とケトンの量をチェックしながら、少しずつ炭水化物の量を調整するようにしよう。

もしチェックの結果、血糖値が上がり、ケトンの値が〇・五mmol／ℓ未満になってしまったら、ケトーシスの状態でなくなってしまった証拠だ。つまり炭水化物量を多く摂りすぎているということだ。


それから摂取する炭水化物は、なるべく食物繊維の多い低糖質の野菜、少量の豆か根菜に含まれるものにする、という点も非常に重要だ。決して穀物や砂糖を増やしてはならない。また、代謝や活動量は日によって数値が異なるため、現実的な目標値を設定し、定期的に血糖値とケトンの量を測定しておこう。

なお、設定する純炭水化物の量がいくらだったとしても、その量は普通食で食べられる量よりもかなり少ないことだけは覚悟したほうがよい。

そして設定する数値はあくまでも「純」炭水化物量であることに気をつけよう。もう一度言うが、純炭水化物とは、総炭水化物の量から食物繊維の量を差し引いたものだ。とにかくきちんと自分が食べるものに注意していないと、食事に含まれる炭水化物の量はどんどん増えていく。朝、お気に入りのコーヒークリーム（シュガーフリー）を使っただけで、朝食前にすでに六gも炭水化物を摂ってしまっている、ということもあり得るのだ。

「低糖質 果物 野菜」とインターネットで検索すると、栄養価が高く、炭水化物量の低い食材がわかる。自分の好きな食材、食べてみたい食材を探してみよう。もっとも低糖質の果物はそんなにないから、現時点ではオーガニックのベリー類で我慢してほしい。

最後に大きなポイントを一つお伝えしよう。

炭水化物の量が少なければ少ないほど、脂肪燃焼体質に切り替わるタイミングは早まる。だが、切り替わるまでに気持ちの悪さ、疲労感、思考がもやもやする感じ、便秘などの症状も経験しやすくなる（解消法は192ページからを参照）。

脂質とその量

ここまでで、一日あたりのたんぱく質と炭水化物の必要量を計算してきた。

一日に摂取できるカロリーの残りは、脂質だ。

まず一日あたり摂取できる脂質の計算にあたって、1章で説明したとおり、精製された植物油などはすべて除去しなければならない。くり返しになるが精製された植物油は体内で炎症を引き起こし、また工業製の油の多くは除草剤や溶媒《ようばい》に汚染されているからだ。

精製された植物油の代わりに動物性のたんぱく質やココナッツオイルに含まれるような飽和脂肪酸の摂取を増やし、不飽和脂肪酸はナッツや種子類に限って摂るようにしよう（おすすめナッツや種子類については5章、及び付録（306ページ）を参照）。

オメガ6系の脂肪酸は、摂りすぎると細胞膜やミトコンドリアの外膜を壊してしまうため、総摂取カロリーの三〜四％を超えないようにする。それから動物性の飽和脂肪酸にはたんぱく質も豊富に含まれるため、一日あたりのたんぱく質の量を計算する際に忘れないようにしよう。

一日に摂取するカロリーの七〇〜八五％を体によい脂質でまかなうには、一食につき大さじ二〜三杯、間食には大さじ一杯の脂質を追加しなければならないだろう（個人の健康状態や必要なカロリーによっても変わるが、平均的な量としてはこれくらいになる）。

ルールは単純だが、これだけの脂質量はあなたのそれまでの常識をはるかに超えるはずだ。しかし、炭水化物とたんぱく質の量を極端に制限しているため、足りないカロリーについては脂質で補うしかない。たっぷりの脂質を食べることに頭脳も味覚も慣れる時間をとっていこう。

ミトコンドリア代謝改善法はまさしく高脂質の食事法だが、多くの人はこれだけの脂質を体内で分解することができない。胆のうを除去していたりする場合はなおさらだ。もし胆のうを除去している場合には、高脂質食を摂った後は、牛の胆汁とリパーゼという酵素を含む二種類の消化酵素のサプリメントを服用するとよい。これで脂質の分解力が大幅に上がるはずだ。

脂質の摂取量を手軽に増やすため、インターネットで簡単な「脂肪たっぷりおやつ」のレシピを探そう（何百ものレシピが表示されるはずだ）。このようなレシピを活用すれば食事がもっと楽しくなるはずだ。

最初の段階で高脂質食をしっかり摂り続けることができれば、脂肪燃焼体質に切り替わるタイミングが早くなり、飢餓感や甘いものへの渇望感などは減っていくだろう。

多くの普通の人は、あなたと同じように、生まれたときからこれまでずっと、そのような飢餓感や甘いものへの渇望感に悩まされてきたのだから、この食事法に体がついていけるかどうかはそれほど心配しなくても大丈夫だ。

前向きな気持ちで「続けられる」やり方を選ぶ

筆者はミトコンドリア代謝改善法をただの食事法というより、「健康や生活スタイルの改善をまとめた生き方」だと考えている。よってある目標を達したら終わり、というものではない。この食事法はそれぞれの人の生活に沿って導入していくものだから、そのやり方はいくつもあっていい。

そこで筆者は基本の方法を考案した。

読者が自分に合ったやり方を選べるよう、以下に三つの方法を紹介し、長所や短所を挙げながら、生活上で考えられる行動の変化などを説明する。

あなたにとってどの方法が最適かを判断するには、いくつかの要素が考えられる。

・現在の食事

あなたが普段どんな食事をしているかによって、この食事法の取り組みやすさが変わってくる。たとえば、もともと自然食品を使って自炊している人にとって、脂肪燃焼食への切り替えは簡単かもしれない。逆に、調理経験があまりない人なら、食事の切り替えには段階を踏んで、少しずつ導入したほうがよいだろう。

・現在の健康状態

医者にかかるような病気の診断を受けているかどうか。病気の重篤度《じゅうとくど》はどれくらいか。疲労からの回復力はどうか。体重は多いか、少ないかによっても変わるだろう。

・支えてくれる家族や仲間たち

調理や食材の買い出しを手伝ってくれたり、励ましてくれたりするような家族や友達はいるか。あなたが大切に思う人々は、あなたがミトコンドリア代謝改善法を始めることに好意的か、それとも懐疑的か。かかりつけ医のサポートはあるか。この食事を継続するには、それなりの勝算が必要だし、家族や友人の励ましも必要になる。もちろん誰かの支えが得られなくても実践はできる。その場合は、自分の考えや行動を整理する余裕を持って始めるようにしたい。

そして、実際に炭水化物やたんぱく質を控えても空腹を感じなかったり、それどころか力がみなぎるような感覚を味わったりすれば、それが励みになり、モチベーションを維持していくことができるだろう。

なお専門知識のある人にサポートを依頼すると、成功率が大幅に上がることもわかっている。あなたに協力的な家族や友人、ケア担当者は非常に心強い味方になるだろう。その人たちと一緒に学習しながら、自分の健康状態に合わせてどのやり方で進めていくかを決めていこう。そうして必要な機材やツールを集め、ミトコンドリア代謝改善法の食事に必要な買い出しを行ない、食事をつくるときには、その人たちに声をかけて手伝ってもらおう。

この食事法への取り組み方に、「正解」は一つだけというわけではない。

その人が前向きに取り組むことができて、着実に健康状態が改善していくなら、それが正しい方法だ。

どのように始めるかよりも、継続できるかどうかが重要だ。そのような観点からも自分にとって最適な方法を選ぼう。

方法1：ゆっくりスタート

長所：自分の体調や生活習慣などを時間をかけて見直し、減らすべき食材と摂るべき食材を整理することができる。時間をかけてレシピを試してみたり、段階ごとに必要なタスクを覚えたりすることができるので、味の好みや調理法など、これまでの自分の感覚を生かしながら徐々に高脂質食に移行していくことができる。
余裕を持って導入することで、急激な体重の減少を防ぎ、それに伴って分泌されるホルモンや、脂肪細胞にため込まれていたと考えられる毒素が血流へ一気に流れ込むのを防ぐことができる。

さらに、脂肪燃焼体質への切り替えによって生じる副作用である「ケトフルー（Keto Flu）」、つまり、気持ちの悪さ、疲労、筋肉痛、思考がもやもやする感じといった症状も緩和できる。

短所：時間がかかること。この方法の唯一の欠点だ。しかし、すでに重篤な病にかかっていたりするのでなければメリットが多い方法である。

やり方：まず、一日に一食だけ、たっぷりの脂質、適量のたんぱく質、少量の炭水化物を組み合わせた食事を摂る。おすすめのタイミングは朝食だ。たとえば、大さじ一杯のバターかギー、大さじ一杯のココナッツオイルで焼いた卵二個。ココナッツオイルは卵に吸収され、それほどギトギトには感じない。

朝食の内容を各自記録し、栄養に関するフィードバックを行なう。

こうして朝の脂肪燃焼食に慣れてきたら、昼食も変えていこう。葉野菜を数カップ、アボカド半個、好きなたんぱく質（一日の必要量に従って用意する。本章の前半を参照）のサラダなどいかがだろうか。ブロッコリーやズッキーニなどの低糖質の野菜に溶かしバターを添えたものを付け合わせにするとよい。

サラダの調味料として、少量の粉チーズをかけてもよいだろう。このチーズも一日の摂取量に加算すること。

食べたものは食材ごとに計量し、すべて記録する。たとえばサラダの基本構成が毎日同じであれば、その組み合わせをレシピ化しておけば、長期的に時間の節約になる。あとは、その日に食べたたんぱく質の量を追加するだけで記録が終わる。

次に、夕食も脂肪燃焼食にする。必要に応じて高脂質の間食を昼と夜の間に追加し、すべての食事が高脂質食になるようにする。高脂質食の導入と同時に、それまで主に食べていた炭水化物の大部分を減らしていく。

この時期に、さまざまな高脂質メニューを試してみよう。毎日食べる高脂質食が増えてきたら、お気に入りの食材の組み合わせをレシピ化して記録しておこう。

ゆっくりスタートの献立プラン

●朝　一日の始まり

起床後、すぐに血糖値を測定する。お腹が空いていなければ、まだ朝食は食べなくてよい。本当にお腹が空いたと感じるまで待つこと。

●朝食

いつ：空腹感がはっきりしたら。

何を：たんぱく質と脂質を中心にする。たとえば、卵二つを大さじ一杯のギーと大さじ一杯のココナッツオイルで焼いたもの、もしくは卵一個とベーコン二切れ（たんぱく質を摂りすぎないように注意する）。

もっと手軽にすませたければ、無糖のアーモンドミルク、無糖のプロテインパウダー（栄養成分表示にあるたんぱく質の量をチェックすること）、生クリーム、ココナッツミルク大さじ一杯かMCTオイル小さじ一杯、イチゴ二個もしくはブルーベリーを軽くひとつかみに、甘味料としてステビアを少し入れたスムージーはいかがだろう。

●昼食

いつ：一食目から数時間後。

何を：いつもの昼食メニューから、炭水化物を意識して減らすようにする。サンドイッチを食べるなら、オープンサンドにしてパンで挟《はさ》まないこと。パスタを食べるなら、パスタの量を減らして具だくさんのスープパスタに変更する。

●夕食

いつ：普段の夕食の時間より少し早めに食事を摂る。就寝時間より三時間前までに食べ終わるのが理想的だ。

何を：いつもと同じ夕食にするが、普段より低糖質の野菜を増やし、たんぱく質の量を減らす。

●間食

いつ：適宜。

何を：ひとつかみのマカダミアナッツか、大さじ一杯のアーモンドバターと小さじ一杯のココナッツオイルをセロリにぬったもの。

●就寝前

再び血糖値を測定し、記録する。

方法2：いきなり本格派

長所：とにかくミトコンドリア代謝を改善して健康になりたい、事前準備なしに始める意欲満々の人には、この方法がおすすめだ。とりあえず始めてみれば、効果をすぐに感じられるだろう。

短所：必要な食材をすべて揃える前に見切り発車してしまって、戸惑いや準備不足を感じるかもしれない。

さらに脂肪燃焼体質への切り替えに伴って、気持ち悪さ、意識のもやもや、疲労、筋肉のけいれんなどの副作用が増える恐れもある。体重が急激に減る可能性も高く、体形や健康状態によっては困る人もいるかもしれない。

やり方：純炭水化物の量を一日あたり二〇〜二五g、たんぱく質の量を除脂肪体重一kgあたり一g（詳しくは148ページを参照）に減らし、摂取カロリーの大部分を高品質な油脂に置き換える。

最初の難関は大量の油脂を食べられるようになれるかどうかだ。総カロリー量にもよるが、毎食、大さじ三杯以上、間食では大さじ一杯以上の油脂を追加することになる。そしてこれらの食事を、9章で説明するように、限られた時間内にすべて食べ終えなければならない。ミトコンドリアの機能の最適化と細胞ダメージを修復するには、就寝時間の三時間前までに食べ終えて、翌日の食事まで一三〜一八時間何も食べずに空腹を保つことが必要だからだ（たとえば一六時間あける場合、最後の食事が午後五時なら、次の日の朝食は午前九時になる）。

はじめのうちは食事を簡単なものにするとよい（献立づくりについては166ページを参照）。
また、以下のスケジュールに従い、一日に三回、血糖値を測定する。

○起床後すぐ（何も食べず、コーヒーや紅茶などの飲み物を摂る前に）
　これが空腹時血糖になる。
○その日の最初の食事を摂る直前
　理想としては、血糖値が八〇㎎／dℓを切ったら食事をする（持病や体質によって、この値が絶対に出ない人もいる）。
○就寝前

このときに測った値が、その日の食事の判断基準になる。

測定器の多くには、測定値を保存する機能があるが、できれば自分でも記録することをおすすめする。この食事法を始めてしばらくは血糖値が乱高下するが、脂肪を主な燃料として代謝できるようになると、次第に数値が安定し、血糖値は右肩下がりの線を描くようになるだろう。血糖値がこのように推移することで、これまでの行動が間違っていなかったと心強くなり、感謝の気持ちと今後も続けていく意欲が湧いてくるだろう。

いきなり本格派の献立プラン

●朝　一日の始まり

起床後すぐ、食べ物や飲み物を口にする前に血糖値を測定する。その後、コーヒーや紅茶に大さじ一～二杯のグラスフェッドバター、ココナッツオイル、MCTオイルを混ぜて飲む（ブレンダーで泡立つまで混ぜてもよい）。

●朝食

いつ：本当にお腹が空くまで一食目を摂るのを待つ。9章でも説明するが、空腹の時間をできるだけ長く保つようにすると、代謝にとってメリットが多い。前日の最後の食事から次の日の最初の食事まで一三〜一八時間あけられるように調節していく。

何を：たんぱく質と脂質。

例：大さじ一杯のギーと大さじ一杯のココナッツオイルで焼いた卵。千切りのズッキーニやほうれんそうを加えてもよい。またはココナッツミルクにアボカド半個、大さじ一〜二杯の生クリームかココナッツオイルと、二八gほどのナッツを挽《ひ》いて加えたスムージーがよいだろう（甘さが足りなければステビアを入れる）。

●昼食

いつ：理想としては血糖値が八〇㎎／㎗以下になったら。もしくは朝食から数時間後。

何を：サラダ用の葉野菜を二〜三カップ、アボカド半個、自分の体重から計算した量のたんぱく質（鶏肉、魚、ラム肉など。スケールで計量して正確な値を記録する）、大さじ二杯のエキストラバージンオリーブオイル、白ワインビネガー少々、好みにより大さじ二杯の粉チーズ（パルメザンなどのハードチーズをすり下ろす）。

●夕食

いつ：就寝時間の三時間前までに食べ終える。

何を：自分の体重から計算したたんぱく質（サーモン、牛肉）をたくさんの体によい油脂（アヒル油、ベーコン油、ラード、ギー）で調理したもの。低糖質の野菜にバター、オリーブオイル、ココナッツオイルのどれかをたっぷりかけたものを付け合わせに。食事の量は朝や昼よりも少なめにする。

寝る直前にたくさんの燃料を取り入れると、一番必要としないタイミングで、不要なフリーラジカルがたくさん生成される。これは細胞の健康に重要な、細胞の夜間掃除の邪魔になるため、ミトコンドリアの損傷にもつながる。

●間食

いつ：食事ができる時間帯のうち、必要に応じて。

何を：マカダミアナッツ、ペカンナッツ、セロリ、アボカド、脂肪たっぷりおやつ。

方法3：ファスティングからの急発進

特に健康に問題がなく、体重を減らす必要のない読者には、正直に言ってこの方法はおすすめできない。

理由は、この方法を実践すると必ず体重が減るからだ。

しかし読者のみなさんで減量が必要な人にとっては、脂肪燃焼体質への切り替えを最短で行なってくれるこの方法が、もしかしたら最適かもしれない。

ゆっくり何カ月もかけて脂肪燃焼体質を目指すより、数日間のファスティングを数セットくり返すだけで同じ効果が得られるかもしれないからだ（ファスティングの仕方については9章を参照）。

早速食材の買い出しや調理にかかる時間を利用してキッチンを整理しよう。ミトコンドリア代謝改善法で使えない食材を一掃し、健康によくない食べ物を取り除いて、脂肪燃焼体質への切り替えを助けてくれる食べ物と入れ替えよう。

ウオーターファスティングのサンプルプラン

ここで説明するファスティングは、水だけ飲むというものではなく、それ以外の水分（場合によっては種子類）の摂取も含まれる。十分な水分といくつかの栄養素を補給しながら、消化器官と体を休ませ、脂肪燃焼体質へのスイッチをすばやく入れるやり方だ。

●摂取してもよい水分

- 水（いくらでも）
- お茶（いくらでも）
- コーヒー（一日六杯まで、冷温どちらでも）
- 手づくりブロス（＝だし。いくらでも。だがファスティングに慣れてくるとそれほどほしくなくなる）

●水に入れてもよいもの

- スライスしたライム（ライムそのものは口にしない）

- スライスしたレモン（レモンそのものは口にしない）
- アップルサイダービネガー（生、オーガニック、お酢への発酵を助けた酵母を含む）
- ヒマラヤ岩塩

●コーヒーや紅茶に加えてよいもの（どれも大さじ一杯まで）

- ココナッツオイル
- MCTオイル
- バター（オーガニック、放牧された牛、加熱殺菌していないもの）
- ギー（オーガニック、放牧された牛、加熱殺菌していないもの）
- 生クリーム（オーガニック、放牧された牛、加熱殺菌していないもの）
- シナモンパウダー
- レモン（紅茶用）

●ブロスを煮出すときに加えてもよいもの（漉《こ》して飲む）

- ヒマラヤ岩塩
- 土の上で育つ野菜、特に葉野菜

- タマネギかエシャロット
- にんじん（細かく刻む）
- 動物の骨
- 魚の骨
- ハーブやスパイス
- オーガニックのフラックスシード（ブロス一カップにつき大さじ一杯を目安に加える）

成功のためのヒント

・空腹感と闘う覚悟を決めておく

開始後の数日から数週間、脂肪燃焼のスイッチが入るまでは空腹を感じるだろう。これまで炭水化物で補給していたカロリーを、脂質でしっかり補給できていないと、特に空腹感が強くなる。そういうときは、MCTオイルを食べ物や飲み物に加えれば足りないカロリーの足しになる（MCTオイルについては5章を参照）。ただ、体が無理なくオイルを消化できるように、小さじ一〜二杯から始めて最終的には大さじ一〜二杯にまで増やしていく。

ＭＣＴオイルを飲み始めて、膨満感を覚えたり、お腹がゆるくなったりするようなら、少し量を減らして様子を見るようにしよう。体がＭＣＴオイルを受けつけない場合（個々の体質による）は、ココナッツオイルで代替できるので替えてみるとよい。小さじ一〜二杯のココナッツオイルをアーモンドバターに混ぜ、セロリスティックにぬって食べるか、コーヒーか紅茶に混ぜ込む方法はおすすめだ。

アボカドもミトコンドリア代謝改善法のスタート時には便利な食べ物だ。アボカドなら半分に切って皮つきのまま、スプーンで果肉をすくってすぐに食べられるし、海塩をパラパラとかけて、オリーブオイル少々とレモンを搾《しぼ》って食べてもよい。

筆者が自信を持って言うが、アボカドをおやつにしておけばそれほどお腹が空くことはない。豊富な食物繊維が満腹感を与えてくれて、さらにカリウムと単価飽和脂肪酸も多く含まれている。

・高脂質のおやつを手元に用意しておく

ミトコンドリア代謝改善法を始めて脂肪燃焼体質のスイッチが入るまでの間は、いかに十分な脂質を摂り、満足感を得て飢餓感を乗り越えられるかが重要だ。高脂質のおやつを食べ、炭水化物とたんぱく質の摂取を抑えたまま、空腹感とエネルギー量のバランスをとれるようにすることが成功の秘訣だ。

高脂質のおやつの例

- ファットボム(脂肪たっぷりおやつ)
- アボカド　皮つきのまま、半分に切って海塩をふり、スプーンで果肉をすくって食べる。または、果肉をつぶし、ベーコンビッツを加えてワカモレ風(メキシコ料理)にしてもよい
- マカダミアナッツ、ペカンナッツ、ブラジルナッツ　マカダミアナッツをつぶしてフムス風(フムスは中東でよく食べられるひよこ豆のペースト料理)にして食べる

　注意：ブラジルナッツは一日二粒までにすること。

- ココナッツオイル、バター、生クリームから好きなものを組み合わせてコーヒー、お茶、ブロスに混ぜて飲む
- チアシードのプリン(ココナッツミルクを加えてステビアで甘みをつける)
- MCTオイル(詳しくは5章を参照)

・新しい食材は少しずつ増やす

この食事法を始めて数日から数週間は、食材の種類を片手に余るくらいに制限して食事や間食をつくると面倒が少なく、実践しやすいだろう。

食事ごとに献立に悩む必要がないし、どの食材が自分の体や血糖値にどのような効果をもたらしているかがわかるからだ。こうして高脂質食の基本的なポイントを押さえることができたら、新しいレシピや食材を加えていこう。

注意：ミトコンドリア代謝改善法に「終わり」はない。常に進化する食事法だからこそ、次々と新しい学びやレシピが出てくる。だから最初から完璧を目指すのではなく、自分が取り組みやすいレベルから始め、少しずつ理解を深めていけばよい。

・水分補給を十分にする

脂肪燃焼体質への切り替えが進むと、肝臓におけるナトリウムの排出レベルが変化することで、それまで体がため込んでいた水分が排出される。排出される水分にはナトリウムと電解質が含まれるため、副作用として筋肉のけいれん、動悸《どうき》、疲労感を覚えることもある（これらの副作用については7章で説明する）。

それらを予防するには、開始後の数日間は特に意識して、浄水器を通した水をたくさん飲むとよい。そのほかに食事に微量なミネラルや電解質を含む天然のヒマラヤ岩塩をかけて食べると効果的だ。

しかし水分補給を理由に、スポーツドリンクやココナッツウオーターの誘惑には負けないようにしよう。なぜならスポーツドリンクには大量の砂糖や人工甘味料が含まれているし、ココナッツウオーターにも炭水化物がたくさん含まれるからだ。

アドバイス：開始時のつらさを乗り越えよう。

ミトコンドリア代謝改善法を始めてすぐに疲労感、意識のもやもや、筋肉のけいれんなどの副作用を感じたら、塩をまぶした鶏肉、魚、牛肉などからとった自家製のブロスを飲んでみてほしい。それだけで元気になることがある。また、ビタミンK_2（メナキノン‐7）に、夜間の筋肉のけいれんを大幅に減らす効果があることが最近の研究によってわかってきた。よって、就寝前にビタミンK_2を飲むのも効果的だ。

「食べたもの」と「結果」の関係を見える化する効果

筆者は、食べ物を計量し、記録し、血糖値を測定するという緻密《ちみつ》なシステムが好きだ。しかし、このような作業が多くの人にとって、やりにくい、もしくは面倒くさいと思わせる要因だということも十分理解している。

よって、なぜ食べたものと血糖値を記録することが重要なのか、もう一度説明しておこう。

・記録をもとにして食事内容や食べ方を自分の体に合わせて適宜調整できる

食事の内容と血糖値の双方を記録することで、食材がどのように血糖値に影響するかが目に見えてわかる。つまりミトコンドリア代謝改善法を調整し、最終的なゴールに向けて体調を整えるために、この情報はなくてはならないものだ。

たとえば、コーヒーを飲むと血糖値が急激に上がることがわかったとしよう。このときに何かの食材が原因ではなく、カフェインが原因だとわかっていれば、とりわけ心配しなくてよい。また逆にコーヒーは血糖値にまったく影響がないため、飲んでも差し支えないことがわかった、ということもあるだろう。

・すべてを記録することに意味がある

口に入ったものをすべて記録しなければ、体重の減少以上の体への効果は分析できない。健康に関するほかのゴール（たとえば、空腹時血糖を下げるなど）に向かって進んでいるか確かめるには、正確な記録が必要だ。

本書ではミトコンドリア代謝改善法の概略を説明しているが、みなさんが実践するにあたっては自分のニーズ、自分の健康状態、自分の病気、自分の目的に合わせてそれぞれ個別にカスタマイズしなければならない。自分がどのような栄養素を摂取していて、何が足りていないかをはっきりさせるために正確に記録しよう。

・モチベーションの維持に有効

過去に食べたもののリストや血糖値の改善などの検査値のデータを見返すことで効果が目に見えてわかると、この食事法を続ける意欲が湧き、さらに必要に応じて改良していこうという気持ちも生まれ、モチベーションを保つことができる。

・コミットする意識が生まれる

そうはいっても脂肪燃焼食を続けるのは並大抵の覚悟ではできない。家族や友人たちの集まりなどで、実行するのが難しい状況に直面することが少なくないからだ。このような避けられない場面にも対応できるように、しっかりと記録をとっておき、失敗から学ぶ姿勢を崩さないようにしよう。

・有言実行の証《あかし》となる

ミトコンドリア代謝改善法を実践することを通して、どんどん自分で自分の健康を守っているという自信がつく。食べたものの記録とはすなわち、自分の選択や行動が（よいことであれ、悪いことであれ）自分の体にどのような結果をもたらしたかという証だからだ。

ここまで説明しても、食べたものをすべて記録し、血糖値を日に何度も測定するなど自分にはとても無理だと考える人もいるだろう。そういう人には発想の転換を提案したい。

つまり、食べたものを記録するのではなく、事前に食べるものを決めてしまうのだ。

さきほどの三つの方法から一つを選び、そこにある一日の献立プランを元に二、三日分の献立を書いて決めてしまおう。その後は、その献立にきちんと従って数日間食べればよいだけだ。

こうすればメニューを先に書いておくか、それとも後で書くかといった順番は関係なく、食べたものの記録がつくられ、自分で、もしくはヘルスコーチが確認し、炭水化物、たんぱく質、脂質の規定量が守られているかどうかを見ることができる。

しかしそのつど、食べたものをすべて記録する方法と比べると少々不透明な部分があり、食事全体の量、食材の種類、食事のバランスなどは分析できないというデメリットがある。

7章

これから目指すべきは「脂肪燃焼体質」

――スッキリするのは体だけではない！

ミトコンドリア代謝改善法の食事を摂るようになっても、体が糖質の代わりに脂肪を燃料とするようになるまで、ある程度時間がかかる。開始してしばらくは不安かもしれないが、その日が来るまで辛抱強く待とう。体が脂肪を燃料とするようになるまでどれくらいかかるかは、そのときの健康状態、どれだけルールに則《のっと》った食事ができているか、そして体質（代謝機能が柔軟かどうか）によっても違ってくる。

本章では、脂肪燃焼体質への切り替えをできるだけスムーズなものにするため、この食事法を始めてから直面する問題とその解決方法を説明していく。ミトコンドリア代謝改善法の効果に期待を持って始めたにもかかわらず、うまく脂肪燃焼体質に切り替えることができずにあきらめてしまうことがないよう、解決のヒントを提供したい。

もとより、この食事法はそれぞれの事情に合わせて自由にカスタマイズできるものだ。自分に合った食べ物の選び方、うまくいく方法は必ずある。

代謝のしくみが変わる瞬間

脂肪燃焼体質へ切り替わるまでに体で何が起こっているのか、まず、代謝のしくみについて説明しよう。

体が脂肪を燃料として燃やすようになるには、まず体内に貯蔵されている「グリコーゲン」を使い果たさなければならない。

『低炭水化物食の芸術と科学（The Art and Science of Low Carbohydrate Performance）』の著者であるジェフ・ヴォレック博士、スティーブン・フィニー博士の二人によると、ヒトの体に貯蔵されているグリコーゲンの平均的な量は最大で四〇〇〜五〇〇gで、そのうち一〇〇gは肝臓に貯蔵されているという。

これはカロリーでいうと一六〇〇〜二〇〇〇㎈に相当する量だ。さらに筋肉量が多く、普段から炭水化物をたくさん摂っている人なら、貯蔵グリコーゲンの量はこれより多いこともある。

グリコーゲンは一gあたり、水三〜四gと結びついているため、貯蔵グリコーゲンを使い果たすと、その水分も排出されるので体重が減少する。炭水化物の摂取量を減らすと、すぐ体重が落ちることがあるのはこのためだ。減量が目的の人にとって、これはうれしい効果だろう。

読者にも想像できると思うが、一六〇〇〜二〇〇〇㎈ものエネルギーを消費するためには一日か二日ほどかかる（活動的な人はもっと早く、そうでない人はもう少し時間がかかるだろう）。

しかし、体にため込んだグリコーゲンを使い果たせば、すぐさま脂肪燃焼体質になるというほど単純な話でもない。グリコーゲンを消費するのと同時にインスリン分泌量を低く抑える必要がある。インスリンはリパーゼという脂肪分解酵素の働きを抑制してしまうからだ。

この低インスリン状態を数週間から数カ月間継続して、ようやく体は完全な脂肪燃焼体質に切り替わる。ただしインスリン受容体とレプチン受容体への抵抗が高い人は、もっと時間がかかることがある（この場合は、6章にある方法3のファスティングからスタートすることで効率よく体質を切り替えられることもある。9章でも詳しく説明する）。

ミトコンドリア代謝改善法の開始直後には、体内ではケトン、脂肪酸、糖質が交互に燃焼されている。原料は余剰の、もしくは筋肉を分解して得たたんぱく質や中性脂肪の主成分であるグリセリンなどから肝臓がつくり出す。

やがてグリコーゲンを消費し尽くしてしまうと、炭水化物や甘いものを猛烈に食べたくなることがある。また強い空腹感を覚えることもある。これは脂肪燃焼に体がまだ慣れていないからだ。

注意：このとき「ちょっとだけ」のつもりで炭水化物を食べてしまったり、またはたんぱく質を決めた量よりも多く食べてしまったりすると、逆により多くのブドウ糖が供給されることになり、それによりインスリンの分泌も増えてしまうので、結局脂肪燃焼体質に切り替わるまでにかかる時間が長くなってしまう。

体内に貯蔵されていたグリコーゲンがなくなると、肝臓が血液中の糖質の管理を本格的に行なうようになる（これをブドウ糖ホメオスターシスと呼ぶ）。通常、血糖値の上下を細かく管理するのは、すい臓から分泌されるインスリンとグルカゴンという二つのホルモンだ。しかし体が脂肪を燃料とするようになると、肝臓にある代謝センサーがその役割を担い、ブドウ糖をつくり出して貯蔵グリコーゲンを増やそうとする。これは、食事や筋肉を分解して得られるたんぱく質か、もしくは摂取している脂肪のグリセリンを使ってつくられる。

体内にブドウ糖が増えてしまうと、リパーゼの働きを阻害して脂肪を燃やせなくなる。食事に含まれるブドウ糖、もしくは肝臓でつくられるブドウ糖（糖新生《とうしんせい》）による影響を断ち切ることができて初めて、脂肪燃焼が本格的に始まるというわけだ。

そのため炭水化物制限を長期、そして徹底的に行ないながら、同時にたんぱく質の摂取は除脂肪体重一kgあたり一g以下に保っておく必要がある。

だからこそ、最初のうちはルールどおりに摂取できるマクロ栄養素の量を守って、食べたものをすべて記録することだ。そうすることで、ずっと早く、かつ楽に脂肪燃焼体質に切り替えられるだろう。

最初のうちは、ほんの少しの炭水化物にも反応して血糖値が急激に上がることがある。しかしこれで失敗したと思い込み、あきらめてたくさんの炭水化物を食べてしまうと、せっかく減っていた貯蔵グリコーゲン量を元に戻してしまい、脂肪燃焼サイクルが定着するまでの時間がますます延びてしまう。

一般的に、若いほど、そして健康であるほど、脂肪燃焼体質への切り替えは早くなる。さらに子ども（児童と呼べる年齢）であれば、二四～三六時間で脂肪燃焼体質に切り替わるだろう。二〇～三〇代の人も楽に体質の切り替えができるが、四〇～五〇代になるとそれなりに苦労することになる（すでに体が引き締まっており、パレオ・ダイエットのような自然食中心の生活をしている場合は別だが）。

やはり六〇～七〇代になると、相当な決意を持って取り組まないと成功しないだろう。しかし自分がその年代に当てはまるからといって、自信をなくさないでほしい。

かく言う筆者も、六一歳でミトコンドリア代謝改善法を始めたが、脂肪燃焼体質に切り替わるまでには数週間しかかからなかった。さらに言えば八〇代、もしくはそれ以上の年齢であっても実践できる。

だが、年齢が高ければ高いほど体が脂肪燃焼体質に切り替わるまでに余計な時間がかかることは覚えておいてほしい。なお高齢者のミトコンドリア代謝改善法実践に際しては、筋肉量の減少（サルコペニア）を防ぐため、慎重に経過を見ていく必要がある。

結論としては、始めるのが早ければ早いほど、脂肪燃焼体質への切り替えが楽になり、年齢が上がっていくにしたがってその恩恵を受けやすくなる、ということだ。

血糖値の数字が教えてくれること

血糖値は食事内容が適切かどうかを知るための重要なバロメーターと言える。

これまでも説明してきたように、血糖値は起床後、一食目の前、就寝前の一日に三回、測定する。そして、脂肪燃焼体質に切り替わるまでの間は、血糖値の数値は乱高下するだろうが心配しなくてよい。しかしあまりにも数値がおかしい場合には、測定し直してみよう。

最初のうちは、測定結果から健康状態を推測するのは難しいかもしれないが、この食事法を続けていると一定のパターンが見られるようになるので健康状態がわかるようになっていく。たとえば数値が高いときは、純炭水化物やたんぱく質の量が多すぎたのではないかというように推測できる（これ以外の要因については次の項で説明する）。

この食事法が定着すると、起床後と就寝前の数値はだんだん一定になっていく。それでも時々は急激な数値の上昇や下降が見られるだろう。しかし、それについては一喜一憂することなく、数日間、数週間を通じた数値を総合的に見てほしい。

最終的には、全体的に血糖値が下がり、数値は安定するようになる。こうなれば、インスリンの分泌も以前ほど激しくなくなるはずだ。

血糖値が高くなる理由

毎日、血糖値を検査していると、異常に高い数値が出てくることがある。もしそのような値が出てきた場合には、次のような要因が考えられる。

――生理前後のホルモン変化

生理前には、血糖値が高くなる傾向がある。

――炎症

ケガ、手術、何らかの病気によって体内に炎症が起こると、その影響で血糖値が上がることがある。

――たんぱく質の過剰摂取

一日の間を通じて、もしくは一食で適量よりも多くたんぱく質を食べてしまうと、肝臓がブドウ糖をつくり出すことがある（糖新生）。

——炭水化物の過剰摂取

摂取している純炭水化物量が多くて血糖値が上がることもある。実は私たちが思っているより食べ物には糖質が含まれている。もし、想定以上の数値が出てしまったら、ここ数時間に自分が食べたものを思い返してみよう。

——病気

風邪、インフルエンザ、季節性のアレルギーなどによって免疫機能が反応し、体内でステロイドが自然と多く分泌されていることがある。このステロイドによって血糖値が上がることがある。

——運動

激しい運動をした数時間後の検査で血糖値が上昇した場合は、脂肪燃焼体質に切り替えができていない状態でケトンを使い果たしてしまい、エネルギーをつくるために筋肉を分解してブドウ糖をつくり出したことが原因と考えられる。ウォーキングやヨガなど、強度や運動量の低い運動の場合には、血糖値はそれほど急激に上昇することはない。

——ストレス

ストレスが血糖値に与える影響を侮《あなど》ってはいけない。心身がストレスにさらされていたり、もしくはストレス状況を思い浮かべたりすると、体の中でアドレナリンとコルチゾールが分泌される。この二つのホルモンはブドウ糖の生成を促す物質だ。

——睡眠の質

毎朝、体内時計（概日《がいじつ》リズム）の作用でコルチゾールが分泌される。このコルチゾールには覚醒《かくせい》効果とともに、ブドウ糖の生成を促す効果もある。短時間しか寝られないと、翌朝、体内時計とホルモンバランスが乱れてしまい、血糖値が急激に上がることがある。

——化学療法と放射線治療

がんの化学療法や放射線治療によって炎症が起き、血糖値を上昇させることがある。しかし、ミトコンドリア代謝改善法を行なっていなければ、検査値よりもずっと高い数値が出ていたことは簡単に想像できる。

確実に効果を上げるポイント① 食べるタイミング

脂肪燃焼体質への移行をよりスムーズに進めるには、ファスティングを試してみるとよい。ファスティングの方法はいくつもあり、その効果は計り知れない。本格的なファスティングについての詳述は9章に譲るが、基本は、就寝時間の三時間前までには一日の最後の食事を終え、翌朝は、最初の食事を摂るのをできるだけ遅くするようにする。このやり方は筆者がピークファスティング（peak fasting）と呼んでいる、お気に入りの方法だ。

確実に効果を上げるポイント② 食べる量

理想は、一日の中でもっとも活動的な時間帯の直前に摂る食事を、一番たくさん食べる食事にすることだ。そうすることで筋肉（脂肪燃焼体質になっても、ブドウ糖には敏感なまま）が血流に含まれる余剰なブドウ糖やインスリンを取り除いてくれるので、脂肪を燃料とした代謝を邪魔できないようにしてくれる。

また、この一番たくさん食べる食事もその量を半分に分けて摂り、最初の半分を食べた六〇〜九〇分後に残り半分の量を食べるようにするとよい。

それからたんぱく質についても同じように、一食あたりの上限を一五g程度に抑えて、一日のうちでなるべく分けて摂取するようにしたい。食べる量を分けることで、たんぱく質から生成された余剰アミノ酸が肝臓でブドウ糖に代謝されることを防ぐことができて、腎臓機能に負荷をかけすぎずにすむ。

もともと腎臓に何らかの不調や疾病がある場合（血清クレアチニンの数値が一mg／dℓより多い場合）、たんぱく質の制限は非常に重要となる。一五ｇのたんぱく質は少なすぎると感じるかもしれないが、たんぱく質由来の余剰アミノ酸もまた、ｍＴＯＲ酵素を活発化させる強烈な刺激因子であることを思い出してほしい（3章参照）。

脂肪燃焼体質へ移行するまでの期間中は、一日のうちで一〜二回、高脂質のおやつを間食にする心づもりでいてほしい。間食することで飢餓感を抑え、満腹感や満足感を持続する効果が期待できる。

副作用の知識とその対処法

体がブドウ糖の代わりに脂肪を燃焼する体質に切り替わるまでに、たいていの人は副作用を経験する。脂肪燃焼食への完全な移行を早めることで症状を緩和できるものもあるが、それでもいくつかの副作用は残るだろう。

しかし、代謝のしくみを根本から変えようとしているので、体が何らかの反応を示すことは当然だ。代表的な副作用とその対処法は次のとおりだ。

・脱水

脂肪燃焼体質への移行が進むと、腎臓によるナトリウムの扱い方が変わってくる。そのため、より多くの水分（それとともに少量の電解質）が体内から排出されるようになる。対策としては、一日を通してまんべんなく水分を摂るようにすることだ。

自家製のスープ（鶏、魚、牛の骨からつくったボーンブロスに、ヒマラヤ岩塩で味つけしたもの）を飲むのはおすすめだ。スープに天然塩を使うことで、失った電解質を補うことができる（動物性のスープを飲む場合には、一度に一杯までにしておくこと。スープを飲みすぎると、スープに含まれるアミノ酸が肝臓でブドウ糖に分解されることがあるため）。

・吐き気

脂肪の多い食事に吐き気がこみ上げてくるようなときは、脂肪分解作用の強い酵素、リパーゼを多く含むサプリメントが効果的だ。リパーゼを含むパンクレアチンのサプリメント、または牛の胆汁サプリメントも、脂肪の分解、吸収を助けてくれる。

・意識のもやもや

脳は脂肪酸を酸化させて直接、燃料にすることはできないが、ミトコンドリア代謝改善法を始めるとすぐにケトンをエネルギーとして利用するようになる。だが始めたばかりのうちは利用できるケトンの量が、脳が必要とする量の四分の一ほどしかなく、残りはブドウ糖に依存することになる。しかし時間が経つにつれ、脳は総エネルギー量の多く（人によっては六〇〜七〇％まで）をケトンでまかなうようになっていく。よって最初のうちは意識がもやもやすると感じたとしても、時間の経過とともに確実に改善される。とにかく脳がケトンをエネルギーとするのに慣れるまで待つしかない。

症状が気になるならココナッツオイルやＭＣＴオイルの摂取量を少し（消化不良を起こさない程度に）増やすことで緩和できる。

・筋肉痛や筋肉のけいれん

脂肪燃焼体質への移行期に頻繁に見られる症状が筋肉痛と筋肉のけいれんだ。これは体内の電解質のバランスが変化することによって起こる。この症状は食塩を余計に摂ることで解決できる。たとえば、ヒマラヤ岩塩など、体によい天然塩を小さじ一杯、食事に足す。もしくは、エプソムソルトを使った風呂に入る。エプソムソルトには筋肉を弛緩《しかん》させるミネラルであるマグネシウムが含まれており、皮膚を通して吸収できるためだ（さらに温かい風呂によるリラックス効果も期待できる）。

おそらくビタミンK_2（K_1ではない）不足が、筋肉のけいれんを引き起こすことがあるのを読者の多くは知らないかもしれない。就寝中に足がつるという人はぜひ、ビタミンK_2を就寝前に飲んでみてほしい。筆者には効果てきめんだった。

・疲労感

炭水化物とたんぱく質の摂取量を減らし、血糖値を下げることに成功した人でも、まだ糖質でまかなっていたすべてのエネルギーを脂質で補うことができていない段階にいることがある。その段階では、エネルギーが足りないために疲労感を覚えることがある。

そのようなときに手軽に脂質を補給するには、良質のバター、ココナッツオイル、MCTオイルのいずれかをコーヒー（ブラック）か、紅茶に入れて飲むのがおすすめだ。

しかし、数週間経っても疲労感が抜けない場合には、血液検査を受けてカルニチンの数値を確認することも考えよう。Lカルニチンは長鎖《ちょうさ》脂肪酸をミトコンドリアの内膜に運ぶ役割を持つ。細胞内に運ばれた長鎖脂肪酸はそこで酸化して、エネルギーに変わる。もし細胞内に長鎖脂肪酸が十分にない場合、ミトコンドリアはケトンや中鎖脂肪酸を燃料とし、長鎖脂肪酸の酸化作用は後回しにされる。この作用を止める働きがカルニチンに期待される（ただしカルニチンは、がんへの悪影響が懸念されているので注意が必要）。

・動悸

脱水とそれによって電解質を失ったことが原因になる。

対処法は簡単だ。まず水を一杯飲み、それで動悸が落ち着かなければ天然塩で味つけしたボーンブロスを飲むとよい。そのほかにマグネシウムやカリウムをサプリメントで補ってもよいかもしれない。ただし、飲む前に必ずかかりつけの医師に相談して経過を診てもらうこと。

・便秘

これも多くの人が訴える副作用の症状だ。

予防法としては、第一に食物繊維をたくさん摂り、水分をしっかりと補給することだ。すったフラックスシードをあらゆる食べ物にふりかけて食べたり、葉野菜にたくさんのナッツや種子類を混ぜた山盛りのサラダにオリーブオイルをたっぷりかけて食べたりするのも効果的だ。フラックスシードはすって食べ物にふりかけるだけでなく、一晩水に浸けておいたものをスムージーに入れて飲むのもよい。それからオーガニックのサイリウム種皮を食べるのも一度にたくさんの食物繊維を摂れるのでおすすめだ。

また、ＭＣＴオイルは腸の蠕動《ぜんどう》を促す効果があることで有名だ。ＭＣＴオイルを使う場合の詳細は5章を参照してほしいが、オイルをうまく使うコツは、量を少しずつ増やしていくことだ。もし消化器官が過剰に反応してお腹がゆるくなってしまう場合には、量を減らしてしばらく様子を見よう。

プロバイオティクスも便秘解消の助けになる。ザウアークラウトやキムチなどの伝統的な発酵食品から摂取するのが望ましい。毎日は発酵食品を食べられない、という人はサプリメントなどで補ってもいいだろう。

「本当になりたい自分」を想像してみる

人生におけるどんな大きな変化にも言えることだが、この食事法を実践する新しい自分に希望と自信を感じているならば、脂肪燃焼体質へすんなりと切り替えができるだろう。

これまでの自分の健康に対する姿勢、たとえば、ただ医者が言うことに従うだけだった過去の自分から、新しい食事法を取り入れて自分の健康のために行動する自分への変化に驚くかもしれない。

だが一方で、自分にはそのような責任を背負えるほどの資格はないと怖《お》じ気づく人もいるかもしれない。あるいは、パン、クラッカー、ポテトチップスなどの、これまで健康的な食べ物だと思っていた（けれどもミトコンドリア代謝改善法では禁忌《きんき》とされる）ものをあきらめきれないと思う人もいるかもしれない。または、とても恐ろしい病気の診断を受けてしまってパニックになり、気分がひどく落ち込んでいるかもしれない。

そのような状態にあると、しばしば食べ物に精神的な安定を求める傾向が強まったり、ちょっとした問題に立ち向かえずに挫折してしまったりする可能性が高くなる。たった一度、血糖値が高かったというだけで自信や決意が揺らいで、あきらめてしまうことも少なくない。

また、もしあなたが、誰かに強くすすめられたから試してみようと思っているなら、一度立ち止まって考えてほしい。ミトコンドリア代謝改善法のような大きな決断を、単に誰かを喜ばせるためだけに試してみるのだとしたら、この先この食事法を徹底することは難しい。

本当にコミットできないなら、最初の山で挫折し、「ひどい食事法だった」という思いしか残らないだろう。だがそれは一方で、単に本格的な生き方の転換を受け入れる準備がまだできていなかっただけとも言える。

だからこそ、今はまだ本格的に取り組む準備のない読者に対しても、本書の情報は有益になると信じて、筆者はこの本を書いている。今すぐに始めなくても、この本で得た知識はいつか読者の役に立つだろう。そして近い将来、心の準備ができたときに改めて挑戦してほしい。

心が栄養を求めているときの処方箋

これまでもくり返し書いてきたとおり、この食事法を始めたばかりの頃は、すぐにお腹が空いたり、特定のものが食べたくなったりするのは正常な反応だ。それらの問題には高脂質のおやつを用意しておけば、簡単に対応できる（174ページの例を参照）。しかし体の栄養ではなく、「心の栄養」が足りなくて苦しんでいる場合は、たとえ脂肪たっぷりおやつを何個食べたとしても満足できないだろう。

そのときには、「自分が愛され、大事にされていると感じるために、私は何をすればいいだろうか」と考えてほしい。せっかくやめた炭水化物を、このタイミングでまた食べ始めてしまうのは、脂肪燃焼体質への移行が遅くなるというだけでなく、究極的には自分を大事にしていない行為となってしまうからだ。

少し時間をとって、そもそもなぜミトコンドリア代謝改善法を始めようと思ったのか、立ち返って考えてみてほしい。体重減少や健康改善の先にある、「本当になりたい自分」について考えよう。

そしてその気持ちを素直に書き出してみよう。そして挫折しそうになったとき、書いたメモを見直して、そのときの気分を思い出してほしい。メモはできるだけ詳細に書いて、読んだらそれまでの進捗《しんちょく》がはっきりとわかるようにしておこう。

もう一つ、とても効果的なイメージトレーニングを紹介する。まず自分が思い描ける「最高の自分」のイメージを視覚化し、そのイメージにできるだけたくさんのポジティブな感情を結びつけ、心の中に思い描いてみる。それからこのイメージをメモに書いて、それを定期的に見直し、ポジティブな感情を心に浮かび上がらせる瞑想《めいそう》をする。

この、「ポジティブな感情をできるだけたくさん思い浮かべる」というプロセスが特に大切だ。この瞑想をすることによって、イメージした自分が現実化する確率が驚くほど高くなる。

筆者は、エモーショナル・フリーダム・テクニック（Emotional Freedom Technique／EFT）を強くおすすめする。EFTは心にかかるストレスを緩和するために非常に役に立つ手法だ。EFTはいわば、自分でできる鍼《はり》を使わない鍼治療のようなものだ。

このテクニックは、自分の顔、腕、手などのツボを軽くたたきながらポジティブなアファメーション（自分を肯定的に認める言葉）をくり返し唱えるというものだ。もし、精神的な理由で挫折を経験した場合には、EFTを試してみることをおすすめする。EFTはセルフでもできるが、資格があるEFTの施術者を頼めばより効果が感じられるだろう。

運動は体にも心にも効果的——ただし「やりすぎ」は禁物

体がブドウ糖の代わりに脂質を燃料とするようになる過程においては、「適度に活動的な」生活を続けることが望ましい。

血糖値を低く抑えているときに過度に運動を行なってしまうと、体は筋肉を分解してしまい、それを肝臓でブドウ糖に転換させてエネルギーにしてしまう。

適切な強度で運動できているかどうかは運動の前後で血糖値を調べればわかる。

運動後の血糖値が運動前より一〇～二〇㎎／dℓ高くなっていたら、肝臓でブドウ糖の生成が行なわれている。

そのときは三〇分の散歩（もしくは水泳、自転車でゆっくりと走行するなど）をして、つくられたブドウ糖を筋肉で消費してしまおう。消費されなかったブドウ糖を血流に残してしまうとインスリン分泌を促すため、できれば運動して消費したほうがよい。

ウォーキングは、ほとんど誰にでもできるすばらしい運動でおすすめだ。血糖値を抑えてくれる上に、炎症を引き起こす分子に信号伝達をするサイトカインも減らしてくれる。歩くことで気分もよくなり、自己肯定感も高まる。また、歩いている時間が多いほど、座っている時間が少なくなる。座っている時間が長くなると、さまざまな慢性疾患を引き起こすリスクが高まると言われている。また、複数の調査によって、週に数時間、歩くだけで乳がんのリスクも下がることがわかっている。

筆者はほぼ毎日、砂浜を一〜三時間、裸足《はだし》で歩いている。この時間に頭の中を整理し、必要な電話をかけ、キンドル（読書用のタブレット端末）に保存したたくさんの本や論文に目を通す。同時に、（短パンで上半身は裸という格好で）日光浴をし、裸足でグラウンディング（大地とつながって全身の気を安定させること）を行なう。

地球と直接ふれあうことで、電気的なつながりができ、そこを通して地面のプラスイオンが体に入ってくる。これが体内のフリーラジカルを中和してくれる。

筆者は散歩を運動とはとらえていない。むしろ、楽しく体を動かしながら肥満、脳卒中、心臓の冠静脈心疾患、乳がんや大腸がん、二型糖尿病、骨粗鬆症などの病気を予防し、さらにメンタルヘルス、血圧、血液脂質などを改善する時間と考えている(1)。

実は筆者は高強度のインターバルトレーニングの熱烈なファンだ。だからこそ、このセクションを読んでいるときに「運動は散歩だけなんて冗談じゃない」と感じる読者に共感する。だが、運動を軽くするのはほんの一時的な措置に過ぎない。脂肪燃焼体質への移行が終わったら、高強度のワークアウトを再開できる。

人によっては、深刻な病気や新しい食事パターンなどの条件下でも高強度トレーニングを続けることが、QOL（生活の質）に関わる問題だと考える人もいる。そういう考えを持つ人は、たとえ一時的にでも運動の強度を下げるくらいなら、ミトコンドリア代謝改善法で必要な生活の変化は容認できない、と考えるだろう。

こういった人に対しては運動内容を注意深く管理し、高脂質食には代謝を改善させるメリットが多いこと、そして強度の高いワークアウトによって脂肪燃焼体質への移行が遅れたり、失敗したりする可能性があることへの理解を求めるようにしている。

よくある「挫折」を回避する法

これまで数万人の人を見てきた経験から、ミトコンドリア代謝改善法を始めた人が挫折するお決まりの理由はよくわかっている。せっかく始めたにもかかわらず不安になったり、失敗したりしないよう、みなさんは先にこれらの理由を知っておこう。

・食べるものがない

この食事法では食べられるものの種類が限られる。ランチはたいてい量の多いサラダになるし、おやつはナッツばかりということも多い。毎日、限られた種類のものしか食べられないと、人は必ず飽きるものだ。

同じ食べ物に飽きてしまうタイプの人は、限られた食材でつくることができる新しいレシピを研究するしかない。インターネットで検索をすれば、何千という脂肪燃焼食レシピがアップされている。自分が好きな料理の名前と「低炭水化物」「ケトジェニック」などと入力して検索してみよう。そうすれば、脂肪燃焼ダイエット向けに改良されたレシピが出てくるはずだ。

もっともわずか五年前は、それらのレシピを調べるのは大変だった。しかしこの食事法が広まり、多くの人たちが自分のお気に入りのレシピを共有したいと思ってくれたことで、とても手軽に新しい脂肪燃焼スナックや食事のメニューを探すことができるようになった。

ただ、一つ注意することがある。インターネットで見つけたレシピを使って料理をするときは純炭水化物の量とたんぱく質の量を確認し、多すぎる場合には適宜、自分で調整してほしい。

・家族や知り合いに偏食だと思われる

この食事法を始めてから、友人と食事に出かけたり、パーティーに出席したりすると、パスタや米、キヌア（雑穀）ですら食べないのはなぜかを人に説明しなければならず、気まずい思いをすることがある。自宅においても、食事に関して愛する家族の反感を買ってしまうこともある。

さらに「（ＮＧ食品を）たった一口も」食べないために、自分自身、相当な覚悟が必要だ。パーティーなど仲間の集まりに出席する場合には、出かける前に食事をすませておくか、ミトコンドリア代謝改善法に対応した料理を持ち寄り品として提供し、みんなで食べられるようにしよう。

たとえばデビルドエッグ（アメリカではよくパーティーでつくられる、ゆで卵を使ったオードブル）、低温でローストし、バターを絡めて塩で味つけしたナッツ、マカダミアナッツでつくったフムス（注：本来はひよこ豆でつくる）はいかがだろうか。

友人や家族には、ミトコンドリア代謝改善法のメリットと、なぜ実践するのかをきちんと説明しておくことも重要だ。もし、周囲が単なる過激なダイエット法としてしか認識していないのなら、なおさら説明が必要だ。

だからこそ、この食事療法で食べられるものでつくったレシピをみんなにも試してもらい、おいしいものが食べられることが理解されると、ミトコンドリア代謝改善法全体に対する風当たりも柔らかくなるだろう。

周囲にわかってもらうには、「何が食べられないか」よりもむしろ「何を食べられるか」に重点をおいて説明するといい。

食事に制限が多いといったネガティブなイメージの食事療法ではなく、特別な食事療法だと認識してもらったほうが、周囲も耳を傾けやすいだろう。

説明の仕方によっては、一緒に始めようと考える人も出てくるかもしれない。実際にあなたの健康が見違えるようによくなれば、なおさら周囲の興味を引くはずだ。

・これまでの食事療法と違いすぎる

多くの人にとって、ミトコンドリア代謝改善法の食事はそれまでの食事とはまったく異なる。マッシュポテトやジャムをぬったトーストをやめて、その分、脂質を摂ることになる。サンドイッチとポテトチップスの代わりに、野菜と脂質を食べる習慣を身につけるまでには、それなりに時間がかかるものだ。

だから最初は手軽に用意できる定番メニューをいくつか決めておくことだ。そうすれば食事のたびに困らなくてすむ。その後、慣れてきて、食事の種類の幅を広げられるほどの余裕ができたら、徐々にレパートリーを増やしていけばよい。

・食べ物の誘惑に勝てない

6章で説明した準備の手順を実行していれば、キッチンにあったNG食材は徹底的に整理されているはずだ。しかしそれも継続されないと意味がない。

自分の子どもたちのためにポテトチップスを買っておかないと、と思って買ってしまうこともあるだろうし、ミトコンドリア代謝改善法を開始するときに一部の棚しか整理できなかったということもあるかもしれない。

また、「もったいない精神」も挫折の原因になり得る。ほとんどの人は、ミトコンドリア代謝改善法以外ではむしろ体によいとされる食べ物をまとめて処分することに抵抗を感じるはずだ。だが、この食事法に慣れ、たくさんのレシピを目にするようになれば、それだけ買い置きの食材も増えてくるだろう。食べられる食材がふんだんに揃っているキッチンは、この食事法を続ける助けになり、励みにもなる。

・旅行や出張による中断

筆者は旅行の際、最低限必要な食料を持って行く。たとえば、アボカドを一二個ほど（サラダやスムージーに使う）、缶詰のサーディンやアンチョビ（健康によいたんぱく質として）、粉末状のMCTオイル、ナッツと種子類を何種類か混ぜてパックしたもの、そしていつも飲むサプリメントを全種類だ。アボカドは段ボールでできた筒状の入れ物に入れると、移動中でもつぶれにくい。それを、旅先でスムージーやサラダにして食べている。

これだけの食料は手荷物一つ分にもなるが、旅行中、ミトコンドリア代謝改善法ではNGとされる食べ物を仕方なく食べるよりはずっとよい。

・特別なお祝いの食事

誕生日に、娘がケーキをつくってくれた。さて、困った。娘の努力をきちんとねぎらいたいが、ケーキを一切れでも食べてしまったら、これまでの努力が水の泡となり、取り返すまでに数日から数週間もかかるかもしれない（いったん、脱線してしまうと人間は誘惑に負けやすい）。

だがこの場合も、娘に「すばらしいケーキがつくれたね！　私のためにつくってくれてありがとう」と感謝の言葉をかけ、率先してパーティーの出席者にケーキを取り分けてあげるだけで、親としては十分に気持ちに応えたことになる。

また、先手を打って「自分が欲しいもの」を明確にしておくのも効果がある。たとえば「今お茶がものすごく飲みたい！」と言えばよい。ほかの方法としては、ミトコンドリア代謝改善法向けのレシピを探して自分で用意してしまう（インターネットで「穀物と砂糖を使わないチーズケーキ」などと検索すると、すぐに見つかる）、もしくは（こちらのほうがおすすめだが）、できる範囲で、誕生日、休暇、記念日などで、食べる以外に楽しく過ごす方法を考えておく。そもそも、集まる人や集まる理由が大切なのであって、そこで食べるものに意識を向けなくてもよいはずだ。

・うまくいきすぎて油断する

ミトコンドリア代謝改善法を始めて、血糖値は順調に下がり、体重もいくらか減った。これだけうまくいっているのなら、別に脂肪燃焼食を続けなくても大丈夫じゃないだろうか、食べるものをすべて計量しなくてもいいのではないだろうか、と、手を抜きたい誘惑にかられるだろう。

そんなとき、ミトコンドリア代謝改善法には究極のゴールがないことを思い出してほしい。だから、このタイミングでやめてしまうのではなく、現状をスタート地点として、さらに野心的な目標を立てることをおすすめする。

どれだけの期間、この食事法を続けるかは、何を目標とするかによって変わる。がんを患っていて、ミトコンドリア代謝改善法によって想像を超えた結果を得ることができた場合には、このままずっと続けたいと思うだろう。

ミトコンドリア代謝改善法の理論や効果を頭では理解しているが、ここまでで述べたような理由や、そのほかの理由があって続けるのに苦労している人は、専門知識のあるヘルスコーチや栄養士に相談するとよい。気になるところを相談し、どこでうまく機能し、どこでうまく機能していないかを一つずつ洗い出してもらおう。そうして話し合ったことと、食事日記やデータ（血糖値など）から、的確なアドバイスをくれるはずだ。

このようなちょっとしたアドバイスと、プロが見守ってくれているという安心感を持てるかどうかは、成功と失敗の大きな分かれ目となる。いったん軌道に乗れば、ミトコンドリア代謝改善療法ほど効果的な食事療法はない。だからこそ、短期間であきらめてしまうのも、簡単に解決できる問題に直面して挫折してしまうのも、もったいないことだ。

8章

「もっとずっと若々しく、元気に」の希望は叶う

――この基準値を自己チェック

この章をあなたが読む頃には、移行期間のトラブルも乗り越えて、脂肪燃焼体質になっているることだろう。そのような読者に向けて多くの専門家への取材によって判明した、「ミトコンドリアの代謝機能の修復」に必要なガイドラインと検査数値のベンチマークを説明しよう。

本書が示すのは、ミトコンドリア代謝改善法という旅路の入り口に過ぎない。つまり長期的に実践するためには、読者自身が必要とするものや目的に合わせてカスタマイズしていく必要がある。

単に、数週間続けて体重が減れば終わらせてよい、というようなたぐいのものではないし、数カ月間実践し、別の目標を達成できたらもう元の食事に戻ってよい、というようなよくあるダイエット法とは別物だからだ。

生理学上、一度「脂肪燃焼体質になる」ことができると、それは一生、続けることができる。さらに次章で紹介する「飽食〜飢餓」サイクルによるファスティングを導入すれば、さらに継続しやすくなる。こうなってくると体にも精神的にもメリットのほうが大きく、この先も続けたいと思うに違いない。続けるコツは、「必要なことを淡々と行なうこと」だ。

しかしときには計画どおり厳密に実行するのがつらい場合もあるだろう。そういう場合の対処法についても、本章で取り上げているので参考にしてほしい。

もし脂肪燃焼食を続けることで実際にあなたの体調がよくなれば、続けるのはそれほど苦にならなくなるはずだ。これから一生、もしくはそれに近い期間、ミトコンドリア代謝改善法の効果を実感し続けられるように、本章ではたくさんのヒントやアドバイスを提供しようと思う。

心と体の「変化」が新しい「いつもの生活」になるとき

体が脂肪燃焼体質に切り替わった状態とはどのような状態になっているのか、これについては次の二つのレベルがあることをまずは知ってもらいたい。

①生理学的な適応

前章までの手順に従って、純炭水化物とたんぱく質の摂取量を減らし、体によい脂質の摂取を増やしていったとする。すると、当然ながら体は脂肪をもっと燃やすようになる。同時に、脂肪の一部がケトン（燃えカスが出ない、よい燃料）に転換され始める。

そしてこのケトンが脳を含む、体のほとんどの細胞のエネルギー源として使われるようになる。すなわちこれが「栄養学的なケトーシス」の状態だ。

このような、体の細胞がケトンをエネルギーとしてうまく消費できるようになるまでには、しばらく時間がかかる。時間がかかる理由はケトンの分解に使われる酵素が、ブドウ糖の分解に使われるものと種類が異なるからだ。

つまり、栄養学的なケトーシスになって体内でケトンをつくり出していても、それを代謝するための酵素が足りないと、ケトンを効率よく燃やせない期間ができる。そして年齢が高いとか、インスリン抵抗性が高い、もしくは血中のインスリン濃度が高いとかいう場合には、さらに時間がかかるし、栄養学的なケトーシスを一定に保つのが難しくなることもある。

とにかく、体が脂肪燃焼に適応するまでに長い期間（週単位というよりは月単位）がかかる。その期間には個人差があるということは覚悟しておこう。

このほかにも、脂肪燃焼体質になるには必要な条件がある。

筋肉（筋肉自体、複数のエネルギー源を利用できる）では、血糖値が下がると、脂肪をミトコンドリアに移し、それを酸化してエネルギーとする働きが強まる。また心臓では、通常、ブドウ糖よりも脂肪酸が主な燃料となるが、ケトンが生成されると、すぐにそれを代謝に利用するようになる。

脳については、血液脳関門に守られており、長鎖脂肪酸などの大きな分子は脳に入れない。そのため、脳のエネルギー源の切り替えには時間がかかる。だがケトンは分子が小さいので簡単に血液脳関門を通り抜け、特別な伝達分子によって脳組織に運ばれる。この伝達分子はすでに脳内に存在するが、血糖値が下がり、ケトンの量が増えるとその数が増える。その結果、脳の代謝機能が脂肪燃焼に適応すると、最高で総エネルギー量の六〇〜七〇%を脂肪でまかなえるようになる。

こうして脂肪燃焼状態を維持することで、体内の酵素の量を高いレベルでキープし、脳組織がケトンを優先的に利用するようになる。ケトンへの切り替えができないと生命の維持に関わるため、脳組織はほかの組織と比べて酵素をかなり速いペースで生成する。

それでも、脳がケトンへの切り替えを終えるまでの時間は予測しにくい。年齢、代謝の活発さ、遺伝的な体質、ミトコンドリア代謝改善法のルールをどれだけ厳守しているか、新しい食事法に対しての体の反応など、切り替えにかかる時間はさまざまな要因に左右されるからだ。

②精神的、感情的な適応

脂肪燃焼体質に慣れる必要があるのは体だけではない。新しいライフスタイルへの理解と精神的な適応、習慣の変化に慣れることも必要となる。

この食事法を始めた直後は、炭水化物の誘惑になかなか勝てずに苦労するかもしれない。この間は飢餓感が強く、甘いものや炭水化物が多い食べ物が欲しいと感じる時期だけになおさらだ。もしくは休暇や旅行などで中断させられることもあるだろう。

しかし、継続していくにつれて、挫折の原因となるさまざまなきっかけにもどんどん対応できるようになる。このように新しい食生活の定着も、食べ物と健康に関する新しいコンセプトを理解できるようになることも、ミトコンドリア代謝改善法の効果を信じ、続ける後押しになるだろう。

さらに高脂質、低炭水化物の食事による健康効果を実際に感じられるようになってくると、続けるモチベーションも維持しやすくなるだろう。それまでは重荷に感じていた「ライフスタイルの変化」も、いつのまにか新しい「いつもの生活」として定着していく。こうして意識が変化し、受け止め方が変わることが、適応プロセスにおいて重要なポイントになる。だからこそ、心から受け入れられるようになるまで、十分な時間をかけることが大切だ。

どんどん元気になる、病気が治っていく！

脂肪燃焼体質へ移行する際に測定するさまざまなデータは自分の強みや弱みを見つけることに役立つ。くり返すが、誰にでも通用する万能プランはない。一食ごとに食べられるたんぱく質や純炭水化物の量を計算する方法はすでに紹介したが（6章参照）、これも随時、そのときのコンディションに合わせて変更が可能だ。

たとえば、脂肪燃焼状態を維持するために一時的に炭水化物の摂取量を減らそうとか、毎日のファスティング時間を最後の食事から一八時間ではなく、一三時間くらいに変更しよう、などの微調整をしながら、短期、中期、長期の目標をそれぞれ定期的にチェックし、そのフィードバックから自分向けにカスタマイズしていこう。

空腹感に悩まされなくなる

いったん体が脂肪燃焼体質になると、空腹の感じ方が変わってくる。食欲がインスリンやグルカゴンなどのホルモンによって左右されなくなるだけでなく、これらのホルモンの分泌を促す食べ物（以前は中毒のように食べていたもの）を必要としなくなっていく。血糖値が下がって燃料補給の必要性を感じるのは、こういったホルモンによって脳に信号が送られ、ヒトに空腹を意識させるためだ。

また、お腹が鳴るほど空腹を感じることも減っていく。「そろそろ食べようかな」という感覚はあるだろうが、ブドウ糖を主な燃料としていた頃のような強烈な空腹は感じなくなる。

空腹感が以前ほど強くなくても、食事はおいしく食べられる。食事は食事として楽しめるが、その裏で起こる生理学的な反応に（脂肪燃焼体質移行前の空腹時のように）自分の思考や行動までも左右されることはなくなっていくはずだ。

だが、この食事法を始めているにもかかわらず、以前と同じような飢餓感や脱力感を覚える場合には、次のような理由が考えられる。

・消費エネルギーが摂取エネルギーを上回っている

仕事が忙しい時期や運動を積極的にしている場合は、通常の食事に高脂質食の間食を数回、加えるだけでエネルギー不足の問題は解決するだろう。病気、ストレス、睡眠の質の低下、運動のしすぎからの疲労も要因として疑ってみよう。

・ピークファスティングの時間が長すぎる

ピークファスティングのインターバル時間をとりすぎているか、脂肪燃焼体質になっているにもかかわらず、ファスティングのペースがミトコンドリア代謝改善法の進度に合っていない可能性がある。この場合、血中のインスリン濃度が低すぎて、肝臓におけるブドウ糖の生成（糖新生）が行なわれる状態にあるかもしれない。検査時の血糖値が予想よりも高く、一〇～二〇ｇの純炭水化物を摂って一時間以内に血糖値が下がる場合はこの状態だ。

・代謝機能に問題がある

もともと代謝機能が弱い人は、脂肪燃焼体質への適応（ホルモンや体の反応が正常化する）が数カ月どころか一年、もしくはそれ以上かかる場合がある。読者のケースがこれであれば、ヘルスコーチ、代謝機能の専門医、ケトーシスに詳しい資格を持った栄養士などに相談してみよう。

長年、炭水化物とたんぱく質が多い食事を続けてきた場合、ブドウ糖を燃やすために使われる酵素が体内に多く、脂肪分解に使われる酵素が異常に少ない状態になっている。これでは脂肪酸とケトンが有効にエネルギーに転換されない。

遺伝子を活性化し、脂肪分解に必要な酵素が増えるまでには時間がかかる。読者がこのタイプに当てはまる場合は、一度、水分のみのウオーターファスティングを試してみることをおすすめする。詳細は6章、9章を参照してほしい。

・女性特有の症状の影響

読者が女性ならば、これまで挙げたこと以外にいくつか考慮すべきポイントがある。

今、経験している症状は自身の生理周期と関係があるかどうか。また、更年期からのホルモンの乱れによる不調はあるかどうか。甲状腺機能は正常か、などといったさまざまな要因が考えられる。ホルモンによる不調がある場合については、かかりつけ医に相談してみよう。

疲れにくく、元気がみなぎるようになる

体が脂肪燃焼に適応してくると、疲れにくく元気がみなぎる感覚があるはずだ。

この現象は、脂肪を燃料として燃やすための酵素が増え、摂取した脂質や貯蔵された脂肪を代謝するために必要な機能が活性化するために起こるものだ。つまり、直近の食事に左右されない非常に安定したエネルギーが体内に用意されている状態だ。

だから、疲労感がなくなり、かつどれだけ元気でいられるかが、自分が脂肪燃焼体質になっているかどうかの目安になる。疲れをまったく感じなかったり逆にすぐに疲れてしまったり、体調に波があるような場合は、脂肪燃焼のスイッチが入ったり入らなかったりしている状態だということも予測できる。

あるいは、気づかないうちにグリコーゲンを補給してしまっている場合もある。食事に占める純炭水化物とたんぱく質の量に常に細かい注意を払うようにしたい。

ある程度時間が経っても疲労感がなくならない場合は、いったん7章に戻って原因を洗い出

し、必要な対策を打とう。

頭の働きがよくなる

2章でも書いたようにミトコンドリア代謝改善法を実践すると、頭脳の働きがシャープになる。それにもかかわらず意識がもやもやするような感覚があったら、まずは何を食べたかを確認しよう。実は炭水化物やたんぱく質などの「もやもやの原因」をたくさん食べているせいで、インスリンが分泌され、脂肪燃焼体質になりきれていない可能性があるからだ。

もしも食べ物の記録をきちんとつけていないなら、数日間の食事内容を思い返し、目標とするマクロ栄養素がとれているか確認してみよう。

ほかには、睡眠の質が悪かったり、ストレスが高かったり、一日あたりに必要な運動量が守れなかったりした場合も、意識がもやもやすることがある。

また、チアミン（ビタミンB_1）欠乏症も考えられる。炭水化物を摂りすぎると、脳内にあるビタミンB_1の量が減る。ビタミンB_1はブドウ糖の代謝に使われる栄養素だが、脳がブドウ糖を大量に使うと、その代謝のためにビタミンB_1が必要になるからだ。脳は、消費エネルギーの二〇％を毎日消費している。さらにストレス負荷の高い、頭脳労働を行なっている場合はこれ以上のエネルギーを消費する。

また、糖尿病やアルコール中毒の患者は、特にチアミンが不足していることがわかっている。そのため中程度のチアミン欠乏の場合、記憶障害、疲労感、不安、無感動、いらいら、抑うつ、睡眠の質の悪化などの症状が見られる。

さらに、消化器官と脳にも深いつながりがある。だから意識がもやもやする場合は、腸内環境のバランスが崩れている可能性もある。たとえば、抗生物質やプロトンポンプ阻害薬などを服用すると腸内の善玉菌が殺されてしまい、悪玉菌が増えることがあるが、悪玉菌が増えてしまうと、腸内と脳のどちらにも深刻な悪影響をもたらすことになる。

抗生物質とプロトンポンプ阻害薬は腸内環境のバランスを崩してしまうだけでなく、ビタミンB_1、B_6、B_{12}、葉酸、カルシウム、マグネシウム、亜鉛などの吸収も阻害することがある。これらの栄養素はすべて、脳の正常な機能に必要なものだ。

胃腸の調子がよくなる

ミトコンドリア代謝改善法を実践すると、消化機能が著しく向上する。排便の回数が増え、膨満感や逆流も少なくなるはずだ。

その理由は、必然的に食事で善玉菌の餌になる食物繊維を多くとることになるからだ。食事をするだけで自然と善玉菌を増やす効果が得られるというわけだ。また、糖の摂取を極端に減らしているため、ヘリコバクターピロリ菌やイースト菌などの主にブドウ糖を餌とする病原菌の増加も抑え込むことができる。

しかし消化不良を起こしたり、逆に便秘になったりする場合は、食事の内容を見直してみてほしい。ヘルスコーチや医療機関に相談してみて（7章の内容を復習しつつ）、ほかに消化器官の不調がないか、確認しよう。

慢性疾患が治ってしまう

ミトコンドリア代謝改善法によって食生活を大きく変えたことにより、慢性的に悩まされていた症状が改善したり、さらには完全になくなったりすることがある。

その理由は、ミトコンドリアの代謝機能が向上し、体内の免疫システム全体に起きている炎症が治まってくるからだ。慢性疾患が改善されてきたら、かかりつけ医などと相談した上で、体調を注意深く見ながら服用薬を減らすなどの対応をしよう。とにかく何よりも「食べ物が薬」であることを忘れずに。

健康的に体重が減っていく

脂肪を燃やしながら、そして必要な栄養素をすべてまかないながら、体重が減っても筋肉量を維持し続ける。つまり体重から筋肉ではなく脂肪が減っていく状態が理想だ。

ただし、定期的にワークアウトをしても筋肉量が増えず、正しい量の栄養素を摂取しているにもかかわらず筋肉が減っていく場合がある。その場合には、筋肉トレーニングを行なった日は食事で摂るたんぱく質の量を二五％増やすといった対応をしてみよう。

検査の数値はどう読めばよいのか

主観的なデータに次の実測値を併せて、総合的に信頼できる分析を行なっていこう。

血糖値

ミトコンドリア代謝改善法を続けていくと、空腹時血糖の数値はだんだんと下がっていくはずだ。これは体がインスリンに対する敏感性を取り戻しつつも、免疫システムの炎症を減らすことができているしるしであり、歓迎すべき変化と言える。この二つは健康をつくる基本となる要素だからだ。

しかし血糖値が下がらない、もしくは日によって数値が大きく変動し、その理由も思い当たらないという場合には、188ページからの説明を読み直し、自分にどの症状が当てはまるか考えてみてほしい。

ケトン

慢性的な病気がある場合を除いて、ケトン数値を毎日測定するのは、この食事法を開始してから数週間から数カ月まででよい。その後は、体が脂肪燃焼に適応できているかどうかを確かめるために時々検査して確認するくらいで大丈夫だ。健康であれば、ケトンの血中濃度は○・五〜三・○mmol／ℓの間を推移するはずだ。

だが、高脂質の食事によって代謝が改善するのはケトンのおかげというわけではない。栄養素を摂取するタイミングと内容など、複数の効用の連鎖反応によるものであって、あくまでケトンは副産物に過ぎない。

だからこそ、ケトンの数値によってミトコンドリア代謝改善法がうまくいっているかどうかの判断をするのは、ゴミ箱に捨てられた使い古しの鉛筆やペンの数から学生の成績のよさを判断するような的《まと》はずれな行為だ。

大切なのは、インプットのほうであり、そしてそこからアウトプットへ至る道のりであって、アウトプットそのものはたいして重要ではない。ケトン自体は、体の健康を促進するものではないからだ。

MCTオイルを摂取すればケトンはたくさん生成されるようになる。しかし、MCTオイルを摂取する以外の食生活をまったく変えなければ、本格的な高脂質、低炭水化物、適量のたんぱく質という脂肪燃焼食によって得られるメリットの何十分の一しか享受《きょうじゅ》できないだろう。

体重

ミトコンドリア代謝改善法の食事を始めると、インスリンの分泌が抑制されることで、貯蔵グリコーゲンを使い果たす過程で(グリコーゲンに結びついていた)水分が排出されていく。その後は、理想体重まで体重は落ち続けるはずだ。これは脂質とブドウ糖では一㎈あたりのエネルギー消費の質が違うからだ。

ブドウ糖を燃料とする以前のやり方においては、体は脂肪をため込む性質を保ったまま活動している。一方、脂肪燃焼体質にある場合、脂肪の一部はケトンに変わり、使い切れなかった分は尿に排出される。人が体に脂肪をため込むように指示するホルモンがインスリンだが、ブドウ糖消費のときとは違い、インスリンによる脂肪貯蔵までのプロセスが頻繁に呼び出されなくなるため、体重の維持や減少が前より楽になるというわけだ。

また、体が脂肪燃焼モードに入っていると、空腹による飢餓感が薄まり、加工食品や糖が多い食事を求めなくなっていく。こうなってくると、体重はますます減らしやすくなる。

しかしもし、読者が低体重と呼ばれるタイプであれば、ミトコンドリア代謝改善法を行なう際には十分なカロリーを脂質から摂取するようにしよう。実践する過程で食生活を調整するのはもちろんだが、必要であれば数kg程度は体重を増やす心づもりでいたほうがよい。

体重の変化を記録するのに加え、数日に一度、朝起きてトイレに行った後、食事や飲み物を口にする前に体重を量ってみよう。さらに、定期的に体脂肪率を確認してみよう。体脂肪率が下がっていく様子がこの食事法を継続するモチベーションにつながるはずだ。

ただ、除脂肪体重（計算の仕方は149ページ）については維持、もしくは微増するのが望ましい。筋肉を増やすワークアウトを長期的に行なっていけば、除脂肪体重は増えていくはずだが、減っている場合には、たんぱく質の摂取量を少し増やす必要がある。

しかし特に問題のない脂肪燃焼食を摂っていても、除脂肪体重が減ってしまう場合には、ケトーシスに詳しいヘルスコーチに相談し、除脂肪体重一kgあたりたんぱく質一gのガイドラインは守りつつ、食事プランを見直すとよい（一般のフィットネストレーナーが指示するたんぱく質の量は多すぎるため、ミトコンドリア代謝改善法に詳しいコーチを見つけること）。

栄養素

いくつかのマクロ栄養素の比較を行なってみるのもおすすめだ。対象として念頭においておきたいのが以下のものになる。

・オメガ6系脂肪酸 対 オメガ3系脂肪酸

理想的な比率は五対一と一対一の間にあるが、これを維持するのは非常に難しい。最大値を五対一として、食事とオメガ3系脂肪酸のサプリメントを摂るなどして調整しながら、オメガ6対オメガ3の比率が三対一や二対一になるようにするとよい。

それから体の炎症には、オメガ3系脂肪酸を摂取するのが対処法の一つだが、理由はオメガ

3系脂肪酸にレゾルビンという化学物質が含まれているからだ（レゾルビンは、体が感染症と闘う必要がなくなると、炎症作用を止める機能を持っている）。

一つ、注意すべき点があるとすれば、フィッシュオイルを過剰に摂取すると、EPA（エイコサペンタエン酸）というオメガ3系脂肪酸だけが非常に高くなりかねないことだ。

EPAだけを多く摂取した場合、EPAの作用を受けてAA（アラキドン酸）の量が減ってしまうことがある。AAが減ってしまうと、細胞膜が不安定になり、出血が起こることがある。

生きることは常にバランスを保つことであり、AAは細胞の構造、安定化、信号伝達に使われているため、一定量が必要だ。だからこそ、魚介類の一部だけを使ったフィッシュオイルのサプリメントではなく、魚介類や魚介類全体から抽出されたクリルオイルなどのサプリメントから摂取してほしい。

もちろん質のよい魚介類はクリルオイルよりよい選択肢になり得るが、質のよい魚介類が手に入らない場合には、オイルを代わりに使うのは一つの手だ。またクリルオイルは乳化したリン脂質なので、ほかの脂質に比べて吸収率が高い。

・カリウム対ナトリウム

ナトリウムは高血圧や心臓疾患の原因としてとかく悪者扱いされがちな栄養素だが、ナトリウムそのものが体に直接悪影響を及ぼしているわけではない。

問題は、現代の食生活においては、ナトリウムの影響を自然と緩和してくれる相棒である、カリウムよりもずっと多くの量を摂取してしまうことだ。カリウムは、ナトリウムが引き起こす血圧の上昇を抑え、体のpHレベルを適切に保ってくれる。

一九八五年、『The New England Journal of Medicine』に掲載された論文では、原始時代に生きていた人類の食事を分析し、その時代には一日にカリウムを一万一〇〇〇mg、ナトリウムを七〇〇mg摂取していたことを明らかにした(1)。つまり当時のカリウムの摂取量がナトリウムのほぼ一六倍だったということだ。

現在、この比率は逆転しており、一日に摂取するカリウムの量が二五〇〇mgに対してナトリウムは三四〇〇mgにもなる。

ではカリウムの摂取量をナトリウムより増やすためにはどうしたらよいかというと、ミトコンドリア代謝改善法で食べられる食材のうち、カリウムの含有量の多いものを食べるとよい。たとえば、ほうれんそう、ブロッコリー、芽キャベツ、アボカド、アスパラガス、ナッツと種子類だ。カリウムがナトリウムの二倍になるような状態を目指したい。これは通常、一日あたり五gのカリウムを摂取することになる。

カリウムが体によい効果を発揮するためには、カリウム塩からではなく野菜などの食材から摂取しなければならないことを覚えておこう。

・カルシウム対マグネシウム

マグネシウムは、体内で四番目に多いミネラルだ。現在ヒトのたんぱく質には、マグネシウムと結合する部位が三七五〇カ所以上もあることがわかっている。(2) さらに、三〇〇種類以上の酵素がマグネシウムを必要としている。これらの酵素はたんぱく質、DNA、RNA、ミトコンドリアのエネルギーなどをつくり出す働きを持つ。

だからミトコンドリアの最適化に、マグネシウムは欠かすことができない栄養素だ。

マグネシウムはさらに、カルシウムに拮抗《きっこう》するという働きもある。人はカルシウムの摂取量が多く、マグネシウムが足りない状態になると、心臓発作、脳卒中、突然死が起こることもある。マグネシウムとカルシウムの比率については一対一とするのがよい。

偶然にも、マグネシウムが多く含まれる食べ物にはだいたい、カリウムも多く含まれている。葉物野菜、ナッツ、種子類、ブロッコリー、芽キャベツ、それにカカオパウダーがそうだ(チョコレート味のファットボムが好物の人ならうってつけの情報だろう)。

一日あたりに摂るべきとされるマグネシウムの量(3)は三一〇～四二〇mgだ(年齢と性別によって違いがある)。しかし、筆者を含めた多くの研究者は、健康状態を最適に保つためには、マグネシウムを一日あたり六〇〇～九〇〇mg摂取すべきだと考えている。

・**食物繊維 対 カロリー量**

5章でも説明したとおり、一日あたり三五～五〇gの食物繊維を、新鮮なオーガニックな野菜、ナッツ、種子類から得ることが望ましい。必要とされる量に食物繊維が足りない場合には、オーガニックのサイリウム種皮（オオバコ）を摂ることで補給することができる。

比較してみて、実際に食べているもので摂れる栄養素が、一日の必要量に足りていない場合には、先延ばしにはせず、早めに対策を立てよう。

客観的に見てもらえる第三者、たとえばヘルスコーチに食べたものの記録と血液検査の結果を見直してもらい、改善できる点を指摘してもらうとよい。

コレステロール値

高脂質食を始めた人の二五～三〇％は、開始直後に中性脂肪とコレステロール値の上昇を経験することになる。これが一時的なものか、何らかの対応を必要とするか、判断する際の項目を次に挙げておく。

・コレステロール値と循環器系の疾患との関連性は、これまでの医療で語られていたほどには強くない。一九九六年に発表された調査では、心臓発作の患者の五〇％と、冠状動脈の疾患がある患者の八〇％は、コレステロール値が平常値であることがわかっている。

・LDL‐Cという、血中のLDLコレステロールを調べる検査項目は、実際には分子の数を推測しているだけであり、推測である以上、誤差がある。

・てんかんのために食事療法を受ける子どもたちのLDLコレステロール値についてだが、一時的に高くなったとしても、観察を続けると、半年から一年の間に食事療法を始める前の数値に戻っていくことが多い（全員ではない）。開始前の数字に戻る現象は大人でも起きるようだ。

・LDLコレステロールは常に「悪者」だと考えられてきた。だが、1章で述べたとおり、LDLコレステロールには二種類ある。

①小さく低密度で、酸化しやすく、心臓疾患を引き起こしやすいLDLコレステロール

②大きくて軽い、動脈への悪影響が少ないと思われているLDLコレステロール
たとえLDLコレステロール値が上がったとしても、また、より新しく、洗練された（どちらのパターンのコレステロールも計上できる）検査方法が使われたとしても、その情報だけで読み取れることはとても少ない。

・循環器系の疾患リスクについては、中性脂肪を指標としたほうが正しいことが多い。高脂質食を始めると中性脂肪の値が驚くほど下がることを、多くの人が経験している。なぜなら中性脂肪は、主に炭水化物の過剰摂取によって増えるからだ。
高脂質食を始めて中性脂肪の値が上昇したとしても、それは一時的なもので、脂肪燃焼体質への切り替えの過程で起こることだ。そのまま炭水化物量を減らす食事を続けていくことで、脂肪に蓄えられた中性脂肪が取り出され、エネルギーとして燃やされるようになる。だからこそ、検査前には何も食べないことが重要だ。夜間、何も食べていない時間帯に、前日の日中に体内に解放された中性脂肪が燃料として燃やされるからだ。

・一時的に中性脂肪が増えたとしても、多くの場合、一～二年でミトコンドリア代謝改善法開始前の値に戻る。コッソフらによる『ケトジェニックと修正されたアトキンス・ダイエット（The

Ketogenic and Modified Atkins Diets)』という、実証データにもとづいて書かれた本があるが、これはジョンズ・ホプキンズ病院で働くケトジェニック・ダイエットの専門家によって書かれたものだ。

・7章で説明したように、カルニチンが足りていない可能性がある。カルニチンはミトコンドリアの内膜に長鎖脂肪酸を運ぶ誘導体だ。高脂質食では通常食よりもカルニチンが多く必要になるため、カルニチン値が下がることがある。血液検査で遊離カルニチンの量を調べれば、足りているかどうかがわかる。

検査の結果、カルニチンやケトンの値が低く、また疲労感がなくならないなどの自覚症状があれば、サプリメントでカルニチンを補給することも考えられる（ただしカルニチンのサプリメントは、がんの進行を早める可能性があるため、事前に医師などの医療従事者に相談すること）。

・普段服用している薬によっては、血中脂質に影響を及ぼすものがある。また、睡眠不足、病気、強度のストレスなども数値に影響する。

・もし、読者が進行性のがんなどの深刻な病気だと診断された場合、次の二つの選択肢のどちらが自分にとって重要かを考えてほしい。

①命に関わる病気を止めるため、体の中でその病原を飢《う》え死にさせること

②（健康によいかどうかに関係なく）血中脂質の量を一定の基準に保つこと

ちなみに、この「基準」は健康的ではない人々から得られたデータを元に「正常値」として設定されているものだ。

血中脂質の数値の変化に戸惑ったり、数値が上がってしまったことでやる気を失ったりした場合には、高脂質、低炭水化物ダイエットに詳しいヘルスコーチなどの医療従事者に相談してほしい。一度、状況を客観的に分析してもらってからあきらめるかどうか決めても遅くはないはずだ。

目安となる基準値

以下の基準値はあくまで初期値であり、個人の健康、目的、生活状況などによって大きく変わる。最初はこの数値を目安にして、その後は自分に合った基準値を探してみよう。

空腹時血糖：八〇mg／dℓ未満

ケトン：〇・五mmol／ℓより高い

尿検査の場合、スリップがピンク色っぽくなる。

呼気検査の場合、赤い光が点滅すれば、ケトーシスにあることがわかる。点滅が多いほどケトーシスの程度が高い。

たんぱく質の摂取量の計算方法：除脂肪体重一kgあたり一gだが、妊娠中の女性、母乳育児中の女性、アスリート、高齢者の場合にはこの限りではない。ここに挙げた人たちは、たんぱく質をもっと多く摂取する必要がある。

動物性、植物性のたんぱく質を一日に摂取できる最大量：一般女性の場合は一二〜一五g（妊娠中、母乳育児中の場合を除く）、一般男性の場合は一五〜二〇g。

摂取するマクロ栄養素比率（個人によって変動あり）：脂質五〇〜八五％、炭水化物[*]四〜三二％、たんぱく質[†]八〜一二％。

ピークファスティングの時間：一三〜一八時間。

＊ケトンの生成が楽にできるようになったら、脂肪燃焼が続く量（ケトンの値が〇・五mmol／ℓより多い）であれば、脂質で摂取するカロリーの五〇％までを自然食品（穀物ではない）に含まれている純炭水化物に替えてもよい。

† 推奨されている量よりもたんぱく質を増やすのは、筋肉量を増やすか、筋肉トレーニングを行なう場合のみ。

9章

「空腹の心地よさ」と「健康」は比例する

――食べない時間が、より豊かな人生を育む

ここまでの各章で、食事によってミトコンドリアの機能を最適化し、みるみる健康になる方法について説明してきた。しかし、食べるものだけに気を配るのでは、「食べる」という行為に拮抗するもの、つまり「食べない」という、人間が自然に行なえるパワフルな方法を見落としてしまうことになる。

この世界の自然にあるものはすべて二面性を持っている。すべてのものに闇と光、活動と休養、熱と冷があるように。「断食は食事の裏面である」とは、『医者が教える健康断食（The Complete Guide to Fasting）』（文響社刊）と『トロント最高の医師が教える世界最新の太らないカラダ（The Obesity Code）』（サンマーク出版）の共著者ジェイソン・ファン医師の言葉によるものだ。

つまり体が最高に機能するために不可欠な役割を担っているのがファスティングだ。

なぜなら、常に栄養を与えられていると体は最適には機能しないようにできているからだ。逆にもし、食べ物のない状態が人体の健康を損なうようなしくみになっていたら、人類は個体として生き残り、種《しゅ》が繁栄することもなかっただろう。

これはただ単に人類が、長期間、食べ物がない状況でも生き延びられるように進化したというよりむしろ、二一世紀のように多くの人々が常に食べ物が身近にあるという状況がなかったがために進化したと言えるだろう。

しかし現在、私たちは事実とは異なるものを信じ込まされている。つまりメディア、従来の医療、食品産業は、「毎日、三食、決まった時間にしっかり食べなければならない」とくり返し教えてきた。そして多くの人がそれを間違いだとは思っていない。

曰く、朝食は一日でもっとも重要な食事である、一日三食と間食を食べないと代謝は上がらない、就寝前のおやつは寝つきをよくする、など。

しかし、そもそも人類がこれまで生きてきた環境において一日二四時間、三六五日ずっと食べ物が手近にあったわけではない。ファン医師が、その著書『医者が教える健康断食』の中で、「断食は世界最古の食事療法だ。古くから行なわれている偉大な方法であり、すでに効果が立証されている」と説明しているとおりだ。

食べない時間には「いいこと」がたくさんある

成人の三人に二人は太りすぎ、もしくは肥満と言われ[1]、その数字が順調に増えているのが現代のアメリカだ。こういった状況は子どもたちの健康すらもむしばんでいる。太りすぎの人が長期間のファスティングを行なうことを検討するのも当然と言える。

これからミトコンドリア代謝改善法を始める多くの人にとって、ファスティングはよいとっかかりになるだけではなく、脂肪燃焼体質への転換を大幅にスピードアップし、多くの健康上の根本的な要因である代謝機能を正常にする効果がある。開始後二〜三日は空腹感や飢餓感に悩まされるだろうが、その時期を過ぎれば劇的に減っていく。

ファスティングによって脂肪燃焼体質に変わるスイッチを入れておけば、初期に経験する挫折のきっかけとなる空腹感や飢餓感を乗り越えた状態から開始することができる。


だがファスティングよりもさらに手軽にできる方法がある。

それは体によい脂質を食べつつ、炭水化物とたんぱく質をそれぞれ一日あたり五g未満に抑える食事を摂る方法だ。mTOR酵素、インスリン、レプチン、インスリン様成長因子（IGF-I）といった信号伝達物質を活性化するマクロ栄養素は「炭水化物」と「たんぱく質」のみであるため、この二つの栄養素をほぼすべて取り除くことで、水分のみのファスティングで得られるメリットのほとんどを享受しつつも、ファスティングにつきものの脱力感を感じずにすむのだ。

体によい脂質とは、オーガニックで非加熱のグラスフェッドバター、ココナッツオイル、M

CTオイルなどだ。これらを温かいお茶やコーヒーに入れて飲む。天然素材から抽出されたステビアを加えて、飲みやすくしてもよい。

どのやり方を選んだとしても、ファスティングが終わったら純炭水化物とたんぱく質が少なく、質のよい脂質が多い食事に切り替える。ファスティングによって脂肪燃焼と栄養学的なケトーシスをすでに獲得していれば、ミトコンドリア代謝改善法の食事への移行は楽に感じるだろう。

ファスティングに挑戦してみたい、もしくは興味があるという読者には、ぜひ『医者が教える健康断食』を読むことをおすすめする。これはファスティングをしてみたい人にとって貴重な資料になる、総合的なガイドブックだ。

世界にある主要な宗教のほぼすべてにおいて、ファスティングは儀式として重要な位置づけをされている。さらに言えばイエス、ブッダ、ムハンマドという三大宗教を代表する人々は、ファスティングによって宗教的に生まれ変わったという事実がある。それほどファスティングは人類にとって大きな意味を持つ。

「医学の父」と呼ばれるヒポクラテスは、かつて「体重が多い人は一日に一回だけ食事をするように」と助言し、ベンジャミン・フランクリンも「薬の中でもっともよいのは、休養と断食だ」と書き残している。

そしてファスティング支持者だった作家のマーク・トウェインは「普通の病人は、最高の薬や最高の医者よりも、少し断食するほうが体によい」と言っている。

つまりファスティングを通して体を癒《い》やす力を手に入れられなくなったのは、つい最近の話なのだ。もちろん例外はあるが、人類の多くは昔から何らかの飢えや飢饉を、何度も経験してきたものだ。

しかしこの百年間、人類は食料供給を操作し、農業と長距離輸送の発達によって、いつでもどこでも食べ物が手に入るようになった。そして現代のアメリカ人は一日中、何かを口に入れている。[2] 調査によると、多い人では一日に一五・五回、何かを食べていると言われている。また、一日に摂取するカロリーの大半を、エネルギー摂取をもっとも必要としない夜遅くに食べてしまっている。

だからこそ、就寝時間の三時間前までに一日の食事を終わらせるように、筆者は強くすすめる。これは例外なく、すべての人がそうすべきであり、どのような食事法を実践していようが関係ない。常に食べ物を口に入れ続けていると、食べ物を消化しない時間に体内で行われる細胞の修復や回復作用が止められてしまうからだ。

ファスティングの驚くべき効果

ファスティングは運動と同じように、体に生物学的なストレスを与えることでいくつかの代謝プロセスを活性化させ、体の健康を引き出すことができる。

みなさんが一日のうちに食べ物を消化しない時間を取り戻し、好きなときに好きなだけ食べることができなかった先祖たちの食習慣に倣《なら》うことで、体は自然な状態を取り戻し、体によい生化学反応を起こすことができるのだ。

生理学的に考えられるファスティングのメリットは次のとおりだ。

・血糖値が安定する

カロリーを摂取しないため、ファスティング中の血糖値は通常、一〇〇mg／dℓを大幅に下回る。これがファスティングにおける平常値だ。糖尿病患者でなければ、肝臓で糖新生によってブドウ糖がつくられるようになり、血糖値は安定する。

・インスリン値が下がり、インスリン抵抗が改善される

血糖値が下がると、糖を分解するためにインスリンをたくさん血流に放出しなくてすむ。そのため、インスリン値も下がり、インスリン抵抗性によって傷ついた体が癒やされていく。

・腸と免疫システムが休む時間ができる

ファスティングによって内臓を休ませ、消化器官の粘膜を再生することができる。次から次に食物抗原《こうげん》に対処させられ、継続的なストレスにさらされていた免疫システムも、その負荷がなくなって体のほかの臓器の再生ができるようになる。

さらに、短期間のファスティングによって幹細胞が活性化され、新しい白血球がつくり出されるので、免疫機能も高まる。

・ケトンがつくり出される

ブドウ糖に代わるエネルギー源となるケトンは、筋肉量を維持する効果もある。また、脳や中枢神経にとってケトンはブドウ糖に代わるエネルギー源として働く。

・代謝レベルが上がる

食べ物が体内に入ってこなくなると、アドレナリンの量が増えて活力を補ってくれる。つまり、全体的な代謝レベルが上がる（ファスティングによって体が「飢餓モード」に入ると代謝は下がってしまうということれまでの思い込みと事実はまったく逆だ）。

・傷ついた細胞が排出される

ファスティングによって2章で説明したオートファジーが起こる。オートファジーは体が自然に行なう体内の掃除で、細胞にある毒素などのゴミが排出される働きだ。そして排出と同時に、傷ついた細胞の部品がリサイクルされる。

オートファジーは、細胞を維持、修復する機能を助ける、(3)炎症を和《やわ》らげる、老化を遅らせる、がん細胞の成長を遅らせる、体の生物学的な機能を最適化するなど、幹細胞が行なう重要な働きをサポートする。

・空腹感がなくなる

一般的に信じられていることとは逆の話になるが、ファスティングによって空腹感は減ったと感じるようになる。空腹感がなくなる大きな理由は、インスリンとレプチンの分泌量がファスティングによって減るため、それぞれの受容体の敏感さがそれまでよりも下がるからだ。するとと貯蔵された脂肪が燃え、肥満と慢性疾患の原因となるホルモンにも変化が起こるという代謝の連鎖反応が起きる。

・過剰な体脂肪を減らす

長年の臨床経験から、自分自身が見てきたこととして、定期的なファスティングが、筋肉量を減らさずに体脂肪を減らすもっとも効果的で簡単な方法だと確信している。

一定期間、食べ物を摂らずにいると、体が消費するカロリーも減っていく。体は得られるエネルギーに合わせた体形を保つようにできているからだ。ファスティングをやめたら量の多い食事をしてもよいが、調査によるとファスティング明けの食事の摂取カロリーは、普段の食事よりも二〇％しか増えておらず、ファスティング期間中に摂らなかったカロリーすべてを相殺《そうさい》するほどではない(4)。

間欠的《かんけつてき》ファスティング（短期間に断食と食事をくり返すファスティング）が、体重減少にどれくらい効果があるのか、小規模な実験が行なわれたことがある。

この実験で被験者は、二四時間のうち、食事をとってよい時間帯を一〇～一二時間に限定し、残りの一二～一四時間は何も食べないようにした(5)。

四カ月後、毎日、何も食べない時間帯があった人たちは三kg以上減量できたという結果が出た。被験者は特にカロリーを制限するようには指導されなかったが、結果として一日のカロリー摂取量は普段の食事と比べて二〇％減っていた。

・がんの進行を促進させるホルモンを減らす

食べない時間帯が決まっていることで、インスリンとレプチンの分泌量が減るだけでなく、インスリン様成長因子Ｉ（ＩＧＦ-Ｉ）の量も減る。ＩＧＦ-Ｉは脳下垂体に働きかけて、細胞の成長や複製など、代謝や内分泌に影響する強力なホルモンだ。ＩＧＦ-Ｉの量が増えると、前立腺がんや乳がんなど多くのがんに影響する。がん細胞は通常の細胞よりもＩＧＦ-Ｉへの受容体が多いため、ＩＧＦ-Ｉの量を減らすとがん細胞の増加が抑圧される。また、炎症作用を持つサイトカインの量も減る。サイトカインは小さなたんぱく質で、がん細胞を活性化させる働きがある。

・老化のスピードが遅くなる

酸化による細胞の損傷は、老化を早めたり慢性疾患を引き起こす原因になったりするが、ファスティングによりヒト成長ホルモン（ＨＧＨ）の量が増えることに加え、細胞に蓄積されるフリーラジカルが減る。それによって細胞のたんぱく質、脂質、ＤＮＡの損傷を防ぐことができる。

・脂肪燃焼を促進する

一日中、絶えず何かを口にしていると、グリコーゲン（貯蔵されているブドウ糖）を分解する必要がない。脂肪燃焼体質になっていなければ一八時間以上、脂肪燃焼体質であれば一三時間以上、何も食べずにいると、肝臓にためられているグリコーゲンが大量に使われるため、体に貯蔵されている脂肪を燃やしてエネルギーにするようになる。本書の食事法を続けるからには実現したい、脂肪燃焼状態にこうしてなることができる。

・脳の機能を守る

ファスティングは脳の機能に非常によい影響があり、現在はアルツハイマー型認知症などの慢性的な脳疾患などの予防への鍵となると考えられている。

マーク・マットソン博士による動物実験の結果から、アルツハイマー型認知症を発症するように遺伝子操作されたマウスに、食事を与えるのを一日おきにしたところ、二歳くらいまで発症しないことがわかった。マウスの二歳を人間に換算した場合、およそ九〇歳になる。[6] 毎日食

普段の食事のときとファスティング中の体の変化

食べると起きること	ファスティングすると起きること
エネルギー（つまり脂肪）が貯蔵される	エネルギー（つまり脂肪）が燃焼される
インスリン上昇	インスリン降下
ヒト成長ホルモンが抑制される	ヒト成長ホルモンが分泌される
フリーラジカルの生成が増える	フリーラジカルの生成が減る

事を与えられたマウスはこの半分の時間、つまり一歳になるくらいのタイミングで認知症を発症した。

これは人間で言えば四〇～五〇歳ほどになる。逆に、ジャンクフードばかり食べさせたところ、マウスは月齢九カ月ほどでアルツハイマー型認知症になってしまった。

マットソン博士の研究によれば、食事を一日おきにすると、部位によっては、脳由来神経栄養因子（ＢＤＮＦ）と呼ばれるたんぱく質の一種を五〇～四〇〇％増やす効果がある。ＢＤＮＦは脳の幹細胞を活性化して新しいニューロンに変化させる。ＢＤＮＦはさらに、脳神経を元気にする化学物質の分泌を促し、これらはアルツハイマー型認知症やパーキンソン病の悪影響から脳細胞を守る働きがある。(7)

ファスティング以外で、長生きを助ける効果があるとデータによって証明されている戦略は一つしかない。それは長期的な摂取カロリーの制限だ。

これは非常に長い間、食べるものを減らしていくという方法で、最終的には飢餓の一歩手前の状態まで食事を制限していく。読者も経験があるだろうが、カロリー制限によるダイエット法を続けるのは非常に難しい。

それに比べて、ファスティングはそのやり方に選択の余地があるので、それほど苦労せずに生活に組み込むことができる。

さまざまなファスティング法については後述するが、ファスティングによってカロリー制限によるメリットのほとんどを得ることができるだけでなく、カロリー制限ほどのつらさ、苦しさ、継続への覚悟はいらない。カロリーに関しては食べ物の量を厳しくコントロールしなくてもよいし、食べるタイミングに注意しつつ、食材を賢く選ぶだけでよい。

毎日、毎週、毎月のスケジュールで食事とファスティングを交互にくり返すだけで、長期的なカロリー制限をするのと同じ効果が得られる。

このようなファスティングの方法を「間欠的ファスティング」と呼ぶ。友人でファスティングを推奨するダン・ポンパ医師の言葉を借りると、「食べる量を減らすのではなく、食べる時間を減らせ」ということだ。

体をリセットするさまざまなアプローチ

間欠的ファスティングは、「効果がある」という、ただその一点において人気が高まっている。つまり体脂肪を減らしたいとか、健康診断のさまざまな数値を改善して健康になりたいといった目的をかなえてくれるのだ。

大前提として、間欠的ファスティングは一部でも全部でも摂取カロリーを減らさなければならない。そのタイミングがひと月か一週間に数日、あるいは二日に一回、またはピークファスティングのように毎日でもかまわない。

やり方も、月に二〜三日、水だけを口にするといった方法から、通常食と同じカロリーを毎日決まった時間帯に摂取するようにして、二四時間のうちに食事をしない時間帯を長めに確保する方法までさまざまだ。その中で読者にとって「正しい」方法とは、すなわち自分が続けられる方法だ。

ここでは代表的な間欠的ファスティングのやり方を六つ紹介する。

①ウオーターファスティング（水のみのファスティング）

筆者は、健康な人には、一日一八時間以上何も食べずに過ごすことはおすすめしない。しかし、体重が増えすぎており、健康上の問題がある場合には、医師や栄養士の指導の下に実行するウオーターファスティングがすすめられるだろう。

これは、読んで字のごとく、ファスティング期間中は水分とミネラル分しか摂取しない方法だ。このファスティングを行なうと、貯蔵されたグリコーゲンを急激に燃やし尽くし、脂肪をエネルギーにせざるを得なくなるため、短時間で脂肪燃焼するようになる。

ただし、次のような健康状態にある人は、必ず医療機関に相談してから実践してほしい。

・低体重である
・栄養素の取り込みに難がある
・利尿剤や血圧をコントロールする薬を服用している
・低血圧である
・糖尿病、甲状腺疾患、病的にナトリウムが少ない、循環器系の疾患がある

②五日間ファスティング

これは『高速ダイエット（The Fast Diet）』の著者、マイケル・モーズリー医師が提唱した方法で、月に五日間、継続的に独自メニューによるファスティングをするというものだ。

この五日間は、完全に食べ物を断つわけではなく、一日目に一〇〇〇～一一〇〇㌍を摂取し、残りの四日間は七二五㌍を摂取する。すべてのやり方に共通するが、食べ物は、純炭水化物とたんぱく質を少なく、体によい脂質を多めに摂る。

二〇一五年の実験[8]では、被験者がひと月に五日間、継続的にファスティングを行ない、それを三カ月続けたところ、細胞の復元に関係する数値が改善している。さらに糖尿病、がん、循環器系の疾患、加齢に関連するリスク因子も揃って少なくなっていた。

もっともほんの少しだけの食べ物で五日間も過ごすというのはかなり難しいことは念頭においておこう。とりわけファスティングの経験がない人はつらく感じるかもしれない。五日間連続でファスティングできるようになるまで段階的に調整していくとよいだろう。

③週イチ・ファスティング

週に一日だけ、水分を摂る以外何も食べずに過ごす方法だ。ファスティング明けには普段と同じ量の食事（それより多くてもプラス二〇%を超えないように）を摂る。運動スケジュールを変える必要はなく、ワークアウトをした日でも特別な食事を用意しなくてよい。

このたった一日のファスティングも人によっては苦しいと感じるだろう。だが、高脂質、低炭水化物食を続けていると一日くらいのファスティングは容易になってくる。というのも、高脂質食によって空腹ホルモンの量が正常化し、より長い時間、満腹感が続くからだ。

ファスティングするタイミングについては、前日の夕食から当日の夕食までの二四時間を食べない時間に充てて、ファスティングしながらも、どちらの日にも食事ができるように調整してもよい。

④一日おきファスティング

これも読んで字のごとく、一日おきにファスティングする方法だ。

ファスティングする日は一食を五〇〇㎈に制限し、通常食の日は普通に食べてよい。睡眠時間も含めると、食べない時間は三二〜三六時間にもなる。

『一日おきダイエット（The Every Other Day Diet）』の著者、クリスタ・バラディ博士によると、一日おきにファスティングすることで一週間に体脂肪を約〇・九kgも減らすことができるという。

このファスティングのもう一つのメリットは、食べないことに体が慣れてくるというものがある。臨床実験でも、被験者の九〇％が続けることができたという結果が出ている。

しかし筆者はこの方法のファンではないことは言っておきたい。これよりも優れていて続けやすい方法があると思っている。

しかも、一日おきのファスティングは心臓の拡張期予備能を低下させてしまう可能性がある。ネズミを使った実験[9]で長期間、このやり方を試したところ、そういった結果が出ている。

⑤五対二ファスティング

マイケル・モーズリー医師がその著書で提唱するもう一つの方法が五対二ファスティングだ。食べる量を通常のカロリー摂取量の四分の一に減らす方法で、この方法だと、一日に摂取してよいカロリーは男性であれば六〇〇㎈前後、女性は五〇〇㎈前後になる。一週間のうち、好きな二日間をこのカロリー摂取量で過ごす。残りの五日間は普段どおりの食事をして過ごす。

この方法のデメリットについては、ファスティングのタイミングの不規則性によって概日リズムが狂うことがあることがデータからわかっている（概日リズムが狂うと体内の睡眠・起床のリズムやホルモン分泌のタイミングなどが乱れてしまう）。

⑥ピークファスティング（筆者のおすすめ）

筆者は基本的に、「ピークファスティング」と呼ぶやり方を推奨している。この方法は、筆者自身が実践している方法でもある。

すでに体が脂肪燃焼体質に切り替わっていれば、続けるのがもっとも簡単で、ほかの方法のように概日リズムを乱さないことが経験からわかっている。

ピークファスティングは一カ月や一週間につき数日行なう、といったタイミング法ではなく、期間中は毎日実践することになる。もちろん、さまざまな予定や友達との約束を考慮して、ファスティングしない日を設定することもできる。この柔軟性がピークファスティングのもう一つの強みと言える。状況が許すなら、週に五日は実践したい。

やり方は次に説明するように単純だ。

ピークファスティングの肝《きも》は、何かを口にする時間帯を一日のうち六〜一一時間に制限することだ。そうすれば結果的に何も食べない時間帯が毎日一三〜一八時間ほど確保できる。具体的には就寝時間の三時間前には一日のすべての食事を終え、翌日の最初の食事を最後の食事から一三時間後に摂るのが一番取り入れやすいだろう。その効果は最近の調査でも明らかだ。夕食後一三時間以上、食べない時間帯をつくっている女性たちを調べたところ、初期の乳がんの再発リスクが減っている可能性があった(10)。

すでに脂肪燃焼体質になっている人であれば、食べない時間が一三時間でも、そのメリットをしっかり受けられる。しかしいつもどおりの炭水化物がメインの食事をしている人は、食べない時間を一八時間近くまで延ばさないと同じ効果は得られない。

毎日こんなに長い時間、何も食べずに過ごせるものかと思うかもしれないが、脂肪燃焼体質に切り替えがすんでいれば、ブドウ糖を燃料として燃焼するとき特有のしつこい空腹感はないので大丈夫だ。

むしろ、ピークファスティングをしていると疲れを感じにくくなる。これは、脂肪は長時間、体の中で燃え続けるからだ。逆に(急激なインスリン分泌を促す)ブドウ糖を燃料にしていると、すぐに空腹感に悩まされ、突然、電池が切れたようにエネルギーがなくなり、炭水化物が多い食べ物が欲しくなる。

実践のヒント：一三時間以上、食べずにいるのが難しい場合は、ココナッツオイルかMCTオイルを小さじ一〜二杯、コーヒーや紅茶に加えて飲むとよい。脂質を摂ることで、血糖値を上げずに空腹感をなくすことができる。

寝る三時間前までに食事を終わらせるだけでもいい

読者がどのやり方を選んだとしても、就寝時間の三時間前には食事を終わらせるようにしよう。最近では、就寝前に食べないようにすることが、ミトコンドリアの機能の最適化と細胞のダメージを予防するために重要であると、筆者も理解している。

寝る三時間前までに食事を終わらせない弊害は以下のとおりだ。

・体にとって睡眠は細胞のデトックスと修復の時間だ。眠っている間に食事を消化しなければならないと、細胞のデトックスと修復というプロセスが十分に機能しない。

・貯蔵されたグリコーゲンは一八時間で使い果たされるため（低炭水化物食であれば一三時間

以内）、通常、夜間の体はケトンをエネルギー源にしている。寝る前に食べてしまうと、グリコーゲンの貯蔵が復活してしまい脂肪を燃焼する働きが阻害される。

・眠っている間、体は最低限のカロリーしか消費しないため、これから眠るというタイミングで燃料を過剰に与えてしまうと、体内に過剰なフリーラジカルがつくり出され、細胞組織の破壊、老化促進、慢性疾患の誘発などの現象が起きる。

以上の理由から、エネルギーをもっとも必要としない時間である就寝前には食べない、つまり燃料を体に与えないことが重要だと結論づける。

実際、就寝三時間前までに食事をすませる習慣をつけることで、長時間、物を食べなくても平気でいられるようになる。そうすると、ピークファスティングを実践することが生活の一部、むしろ楽しみになる。

筆者は寝る四〜六時間前からは何も食べないようにしているが、多くの人は就寝前の三時間、食べるのをやめるだけでも十分メリットがあるだろう。

ファスティングをしてはいけないとき

筆者は、間欠的ファスティング、特にピークファスティングによって体の生理学的な機能がミトコンドリアのレベルまで大きく改善できると信じているが、すべての人がこの恩恵を受けられるわけではない。特に病気の治療のために日常的に薬を服用している人、特に糖尿病で投薬治療を受けている人は、ファスティングすることを医療機関に相談しなければならない。もし勝手にファスティングすると、低血糖症になるリスクがあるので注意してほしい。

ほかにも、副腎に疾患がある、または慢性的に腎臓病を患っている（慢性的なストレスによる）、副腎疲労がある、コルチゾール失調症である場合には、まず病気に対処してから実践してほしい。また、ポルフィリン症の人は実践してはいけない。

そして大きな筋肉をつけたいと思っている人、または競技スポーツとして短距離走を行なう人については、速筋繊維《そっきんせんい》を使った無酸素運動にはブドウ糖が必要なため、ファスティングとの両立は難しいだろう。

妊娠中の女性、育児中の女性にとっても禁忌だ。生まれる前から、そして生まれた後も赤ちゃんにはさまざまな栄養素が必要で、このような大切な時期にファスティングをすることはデメリットでしかない。

一八歳未満の子どもも、長期間のファスティングはしてはならない。さらに、年齢にかかわらず、栄養不良、低体重（肥満度指数、もしくはＢＭＩが一八・五未満）の人、拒食症など摂食障害を患っている人もファスティングはしてはならない。

間欠的ファスティングの実行中は、低血糖のサインである次のような症状に注意しよう。

・頭がくらくらする
・手足が震える
・思考が混乱する
・失神する
・大量の汗をかく
・視界がぼやける
・言葉が不明瞭になる
・鼓動がいつもと違う
・指先が針で刺されているようにチクチクする

低血糖の疑いがある場合には、血糖値に影響を与えないもの、たとえばココナッツオイルを入れたコーヒーやお茶などを摂るとよい。

副腎機能を正常化する治療法には、ピークファスティングが含まれる方法もあるが、実行するには医療従事者など専門家の指導が必要になるだろう。

初めの数日間を過ぎれば後は自然に……

間欠的ファスティングの一番難しい点は、導入時期をうまく乗り越えられるかだ。それは個人のインスリン抵抗性の強さや、体重、血圧の管理、ファスティングのルールをきちんと守れるかなどによって変わってくる。

ファスティングを実践した人の一割は、始めてすぐに頭痛を訴える。だが、もっとも多い訴えは空腹感だ。そのようなときは水分をたくさん摂り、マグネシウムを多めに補給することが必要だ。また、空腹を感じるのは、体が脂肪ではなく糖を燃やしているサインだ。糖を主な燃料にしている限り、すぐにお腹が空いてしまうのは避けられない。一方、脂肪を燃料にしていれば、脂肪は燃えるのに時間がかかるため、それほど空腹を感じない。

脂肪燃焼体質に変わるまでに挫折してしまうことがあるのは、心理的なものも大きい。ほかにも夜遅い時間にダラダラと食べる癖《くせ》がある人は、その癖をやめるまでにしばらく時間がかかるだろう。長時間、食べなくても過ごせるようになるには、やはり水を頻繁に飲むといい。のどの渇きを空腹感と間違えることが多いからだ。一三時間のファスティングができるようになるまでは数日ほどかかるが、脂肪燃焼体質に切り替わってしまえば、以降は一三時間くらいのファスティングは何の苦労もなくできるようになる。

ファスティングを成功させる秘訣は、純炭水化物を一日五〇g未満、たんぱく質を除脂肪体重一kgあたり一gまでに制限する食生活で脂肪燃焼体質を維持することだ。

こうしてエネルギーの大半を脂質からまかなえるようになったら、これから説明する「飽食〜飢餓」サイクルを実行して、体に刺激を与えていこう。

私が体験した「六カ月間」で得た教訓

本書で説明してきたとおり、脂肪を代謝の燃料とすることでミトコンドリアの機能が正常になり、それにより体は健康になっていく。ミトコンドリア代謝改善法の食事は、自分を変える強力な手段だ。

しかし、ここまで読んできて読者は疑問に思っているだろう。

「いったい、いつまでこの食事法を続けなければならないのか」と。

ミトコンドリア代謝改善法は、炭水化物を摂取する代わりにたっぷりの良質の脂質、適量のたんぱく質を摂る、また、工業製油脂や遺伝子組み換え食品を避け、可能な限りオーガニックの食品を選ぶなど、食事法でもあり健康法でもあるが、いわば、あなたが一生健康に過ごすための約束事のようなものだ。この食事法の効果を実感している人は一生続けたいと思うだろうし、そういう人にとっては最適なルールだと感じるだろう。


しかし、現実はそのような人ばかりではないこともわかっている。

筆者も実際にミトコンドリア代謝改善法を始めて六カ月が経過したところで、この食事法によってもたらされた代謝の変化が、一生続くわけではないことを発見した。それは、インスリンとその働きによるものが大きい。

医療従事者であれば、インスリンにはブドウ糖を細胞に押し込む働きがあると学習しただろう。しかし、それだけがインスリンの働きではない。実際、インスリンには細胞からブドウ糖を取り出す働きもある。そうであれば、インスリンを注射されたことがない人にインスリンを注射すると、血糖値が下がるという現象はどのように説明できるだろうか[11]。

実は、インスリンの真の働きは、肝臓でブドウ糖をつくり出す、糖新生を抑制することなのだ。この事実が広く知られていない理由は、ひとえに糖新生を止められるほどインスリン値が低くなる人がまれだからだ。糖新生が止まるのは、長期的なファスティングと低炭水化物食によって栄養学的なケトーシスが起きている場合だ。

インスリン値が非常に低くなると、肝臓で糖新生が起きて血糖値が上がり始める。驚くべきことに、この状態で少量の炭水化物しか食べていないと、血糖値は下がっていく。これは、摂取した炭水化物によってインスリン値が上昇して糖新生が止まり、摂取したブドウ糖以上に細胞内に糖が入ってしまい、血糖が足りなくなってしまうからだ。


本書の執筆中までの半年間にわたり、筆者は継続的に血糖値モニターを身に着けてきた。モニタリングの結果、低炭水化物食を摂って、特に理由もなく血糖値が一〇～三〇ポイント上がる場合には、インスリン値が低い、つまりもっと炭水化物を摂らないといけない、ということがわかるようになった。

ここで炭水化物を増やすと、血糖値が急降下する。この現象はなぜ起きるのだろうか。

まず一つの説明としては、脳はケトンや脂質を主な燃料として機能するが、正常な機能を保つためにブドウ糖を一定量、必要とするからだ。食べ物からブドウ糖が摂取できなければ、肝臓に信号が伝わって糖新生が始まる。

もう一つの説明としては、生命維持のため、体は常に与えられた環境に適応しようとすることが考えられる。長期間のファスティングやケトーシスを続けていると、体は燃料としている脂肪をどうにかして貯蔵しようとし始める。

そして細胞がため込めるのはブドウ糖だけだ。ケトーシスにある体は、細胞のエネルギーの大半を脂質でまかなっている。体は食べ物が少ないと感じると、さまざまな機能を維持するために、自動的にブドウ糖をたっぷりと確保しようとする。すると、代謝機能が調整されて脂肪燃焼のペースが下がり、脂肪の代わりに筋肉を分解してブドウ糖をつくり出す糖新生を増やしていく。その状態になると、貯蔵された脂肪は、将来のためにとっておいてあるので、なかなか使用されない。

これは厳しい冬の間に、一番長く燃える薪《たきぎ》を大事にとっておくようなものだ。その時点ではこの先、どれくらい寒くなるかはわからないし、いつ冬が終わるかわからないために、その薪をできるだけ使いたくないといった状態だ。

本書のために取材した、ケトーシスによる治療を行なっている医療関係者の多くが、長期間、その治療を続けると、時間が経つにつれて患者の体から筋肉が落ちて脂肪がつく現象を見ている。そのタイミングがいつになるかは人によって異なるが、遺伝的な要因とミトコンドリアの性質によって決定されると考えられる。

なお甲状腺機能低下症などのホルモン性の疾患がある人は、この現象が通常より早く起きやすい。この状態に入った人の多くは、体力が落ちる、体重が増えて落ちにくくなるなどの現象が起こる。

脂肪燃焼体質になったら――多様性こそが人生の鍵

多様性こそが生物学的に非常に重要な原則だと筆者は考える。

長期間ただ一つの運動や食事法を続けていると、その運動や食事法がいかに優れていたとしても、予測できない悪影響をもたらす可能性がある。よって脂肪燃焼体質に切り替えられるようになったら、食事のバラエティを増やすことを意識しよう。

考えるときの条件は、まず、ケトーシスの状態をどれくらいの間、続けたいのかということだ。食べ物の種類や量をどのように変えていくか、どのような食事がもっとも効果的かは、純枠に個々の状態と、それまでのミトコンドリアの損傷がどれくらい深刻だったかによる。

著者が最大限できるアドバイスは、脂肪燃焼体質に切り替えられるまでは、本書で説明した食事法を実行することだ。そして体が脂肪を燃料として使えるようになったら、これから説明する「飽食~飢餓」サイクルと筆者が呼んでいる方法によって脂肪燃焼のメリットを長期的に得られるようにしよう。

読者ががんを患っているのであれば、食事を変える前に医師に相談してほしいが、がんの問題が解決できるまでは脂肪燃焼モードを続けるのは合理的な判断だろう。

「飽食~飢餓」サイクルについて説明する前に、そのしくみを支える前提事項を紹介しよう。

・生存本能にとって、再生産(生殖)が生命の最重要事項になっている。この本能はうまく働くことも、自分にとって不利になることもある。

・定期的に食事パターンを変えることで、個体が生存する確率を上げるため、さまざまな機能が呼び起こされる[12]。

・古代文明において、人々は生き残るため、季節や環境ごとに自然と違う食べ物を摂っていた。その時々によって食糧供給が安定していなかったからだ[13]。

・次々と新しい食事パターンを導入して代謝機能を刺激することで、ホルモンへの感受性、成長ホルモンなどの重要なホルモンの量、脳の機能などが改善され[14]、腸内細菌が強くなる。

好きに食べてよい日と食べない日をつくる

本書の食事法を実践して、脂肪燃焼体質に切り替わったら次にやることがある。

自分の体の声によく耳を傾け（少しの体調の変化にも注意しながら）、食事のバラエティを増やすのだ。よく考えて食材を加えていけば、脂肪燃焼が止まってしまうことはない。

そのための方法として「飽食〜飢餓」サイクルをおすすめする。これは、人類の先祖がとっていたと思われる食事パターンに倣ったものだ。

筆者の知る限り、このサイクルについて厳密な実証実験を行なった研究はない。しかしボディービルの世界では、このサイクルを応用したものでパフォーマンスを最適化している例が多く見られる。

ここで一つ、とても面白く、体系的に考えられたファスティング法を紹介しよう。

ダン・ポンパ医師と彼が養成した内科医のグループが治療に導入している方法だ。

まず、ピークファスティングを四～五日間、実行する。次に一～二日は水のみのウォーターファスティングをし、一～二日は好きなものを好きなだけ食べる。これで一週間だ。

この方法を実行する場合には、自分の体調の変化を注意深く観察しながら、体脂肪率、体重、ケトンと血糖値など毎日測る数値から、この方法が自分に合っているかどうか確認しよう。

ほかにも、一週間のスパンではなく年間を見据えてファスティングを取り入れる方法もある。それは私たちの先祖が、環境の変化、飢饉や季節によって食べ物を得られたり、得られなかったりした状況を再現する方法だ。再現の仕方だが、冬期はミトコンドリア代謝改善法を実践して脂肪燃焼状態を維持し、春には四～七日間のファスティングを行なうとよい。

ファスティング中は水分か動物の骨からとったボーンブロスだけを口にする。ファスティング明けから夏にかけては野菜、ベリー類、赤みの少ない肉類や魚を楽しむという方法だ。

また、四カ月ごとに厳密なミトコンドリア代謝改善法の食事法と、それよりも少し自由度の高い自然食中心の食事をうまく切り替えて続ける人もいる。

このように定期的に食事に変化をつけることは、体重減少が止まることを防ぐことができ、ミトコンドリア代謝改善法を続けるモチベーションを高めることにもつながるようだ。

どのような方法をとるにせよ、筆者は常に食事内容に変化をつけることがよいと考えている。そうすることで、健康的な生活スタイルを長く続けていくことができるからだ。少しの変化でいつも同じ食事を続けることへの不満や食べ疲れや、嫌になる気持ちを解消できる。

食事内容を変える必要がある停滞期のサイン

・脂肪燃焼していない（栄養学的なケトーシスが起きていない）
・体重が減らない
・体重は減っているが、脂肪ではなく筋肉が落ち、内臓脂肪が増え（体重は多くないが筋肉が少なく、腹囲に脂肪が集中する）、血糖値、中性脂肪、血圧の数値が高くなっている
・脂肪燃焼はしているが、力が湧いてこない
・ホルモンの異常が見られる。特に甲状腺機能の低下に注意

「脂肪燃焼」がずっと続く食事の摂り方

「毎週金曜日は何も食べない」など、厳密なスケジュールを決めて、それを何が何でも守ると

いう方法はおすすめできない。大原則は「食事の多様性」だ。ポンパ医師が推奨する五‐一‐一方式（ピークファスティングを五日、水分のみのウオーターファスティングを一日、好きなだけ食べるのが一日）か、四‐二‐一方式で一週間を過ごすようにする。

一カ月の間にこのパターンを混ぜて使うのがよい。好きなだけ食べる「飽食」の日は、体に飢餓モードを定着させないために設けてある。これは体が飢餓モードに入ると筋肉を分解してブドウ糖をつくり、脂肪燃焼が止まってしまうことを防ぐためだ。

その後の「飢餓」の日によって脂肪燃焼のスイッチを入れ直すことができる。「飽食」の日には脂肪の摂取を減らし、体によい炭水化物とたんぱく質を増やすようにする。しかし「好きなだけ食べてよい」からといって、ジャンクフードを食べてよいわけではない（時々、少量のジャンクフードを食べても代謝に大きな影響はないが、体によい効果もない）。

純炭水化物の量については一〇〇〜一五〇gほどに増やしていこう。食材は、さつまいも、ヤムイモ、ビーツなどの根菜やベリー類がよい。赤米やキヌアなど、体によい穀物（雑穀）も、少量なら食べてよい。

たんぱく質を増やす場合は、ｍＴＯＲ酵素を活性化することで得られる同化作用を最大限、生かすためにその日に筋力トレーニングをしよう。たんぱく質の量は最大、二倍までにしておくのが賢明だが、三倍くらいまでは試しに増やしてみてもよい。

それでも、一食あたり二五gのたんぱく質が限界だ。それ以上、たんぱく質を一度にとってもアミノ酸を有効に使えず、腎臓に余計な負担がかかるだけだ。だからこそ、たんぱく質の量を一日に分散して食べるように気をつけよう。

「飽食」の日でも、やはり就寝前の三時間は食事をしないようにするのがよい。もし食べなくてはならない場合は、ミトコンドリアの機能を損なわないよう軽い食事にしておこう。

巻末ガイド

「ミトコンドリア代謝改善法」の進め方

ここまで読んでくれた読者なら、ミトコンドリア代謝改善法を始めてみたい、その効果を実感してみたいと思っていることだろう。しかし、実践にあたっては手順の正確性が求められるため、いくつかの準備段階を踏むことを忘れないでほしい。

ここで説明するステップは、買い物に行くだけ、という簡単なものもあれば、「食事をすべて記録する」など、慣れるまでに時間がかかる項目もある。しかし、このステップを踏むことで、確実に健康改善の目標を実現できるだろう。

ステップ1：必需品の購入

①血糖値測定器と試験紙

ミトコンドリア代謝改善法において血糖値はとても重要で、常にその値に注意していなければならない。アメリカでは糖尿病が蔓延《まんえん》しているため（四人に一人が糖尿病、もしくはその前段階にあると言われている）、血糖値測定器は処方箋なしで比較的、安く購入できる。

②ケトン測定器と付属品

体内にあるケトン量を測定する方法は三つある。

・ケトン測定器

血中のβヒドロキシ酪酸（ＢＨＢ）の量を測定する

・呼気分析器

吐く息に含まれるアセトンの量を測定する。アセトンの量と血中のＢＨＢ量には相関性があるからだ。吹き込み口に二〇～三〇秒ほど息を吹き込むと、メーターが決まった色とパターンで光って、ケトーシスの程度を教えてくれる

・尿検査

ここ何十年かは、ケトーシスを測定するため、尿に含まれるアセト酢酸の検知が一般的に行なわれてきた。尿にケトンが存在しなければ試験紙の端にあるパッドがベージュのまま、ケト

ンが少量含まれる場合はピンク、ケトンが多い場合には紫色に変化する。

尿検査はアセト酢酸のみを検知し、ＢＨＢの量は確認できないため、本当に脂肪燃焼の状態になっているかはわからない。しかし安価で使い勝手がよく指を針で刺す必要もない。薄くてもピンク色に試験紙が変化すれば、ケトンが存在することがわかるが、結果を過信しないようにしたい。

ケトンを測定するタイミング

体内のケトン量を把握しておくのに、よいタイミングがいくつかある。

・ミトコンドリア代謝改善法を開始するとき

始めるときにケトンを測定しておくと、脂質を燃やすようになった瞬間が把握できる。その後、脂肪燃焼の状態を維持しながら、どれくらいまで炭水化物を増やせるかを調べるときにも記録があると便利だ。

脂肪を燃焼する状態になると、血中のケトン値は〇・五〜三・〇mmol／ℓの間を推移するようになる。この数値になるまで食事を工夫し、その後は試行錯誤が必要になることもある。

脂肪燃焼体質を維持しながら、どれくらいの量の炭水化物を摂れるかを知るためには、次のことをする。

まず、二、三日の間、炭水化物の一日の摂取量を三〇〜四〇gに制限し、毎日ケトンを測定する。これで摂取できる炭水化物量の平均が出る。次に、炭水化物の量を変え（ここでは四〇gにしたとする）、また二、三日の間、ケトンを測定する。これによって、摂取した炭水化物の量に対して代謝されるケトンの量がわかり、ミトコンドリア代謝改善法を自分の体に合わせてチューニングできる。体が許容できる炭水化物の量は条件によって変動するため、定期的に確認作業を行ない、その時々に体が必要とするものを知っておこう。

そしてできるだけ長くケトーシスの状態を維持し、代謝の柔軟性を高めることだ。開始してから数週間程度でケトーシスの状態でなくなってしまうと、元に戻るまでに一週間以上かかることもある。

最終的に目指すのは、健康な子どものように活発な代謝を取り戻すことだ。子どもはたくさんの炭水化物を摂っていても、いとも簡単にケトーシスの状態に入る。しかし大人は、長く続いた高炭水化物食のせいで、脂肪を燃焼するスイッチが入りにくくなっている。ミトコンドリア代謝改善法はこのスイッチをまた入りやすくするためのプログラムだ。

・食べるものとその量を大きく変えたとき

脂肪燃焼状態を数週間からひと月ほど続けた後は、食事や生活に大きな変化があったときにケトンを測定する。たとえば、大きなストレスを受けるような出来事の後、日常の生活パターンに変化があった場合、長期間の旅行に行った後、などが考えられる。ケトンの量が元に戻るまでは一日に一度、検査をしよう。

・血糖値が上昇した場合

ケトンの測定をやめてしばらくして血糖値が上がり始めたら、ケトン測定を再開しよう。原則として①朝一番、②昼食後、③就寝前の三度、数日間は測定するようにしよう。

ケトンの量が望ましい範囲にある場合は、脂肪燃焼食によってインスリン感受性が上がった効果だと考えられる。

しかし血糖値だけでなくケトン値も低い場合には炭水化物かたんぱく質の摂りすぎが疑われる。二、三日、炭水化物を控えて、ケトンを測定する。その後、たんぱく質の量も減らして、数値に変化がないかを確かめる。どの場合にケトンの量が増え、血糖値が下がったかを分析し、結果に沿って食事内容を修正しよう。

・長期的な変化を記録するため

長期的には、週に一、二度のケトンチェックを続けていく（検査する時間帯は、わざとばらばらにする）のが望ましい。深刻な健康上の問題がある人も、これくらいのスケジュールでチェックするだけでも代謝の傾向がわかり、継続へのモチベーションが維持できる。脂肪燃焼状態が安定期に入った後は、生活に変化があった場合を除き、週に三度以上ケトンを測定する必要はない。

③ランセットと穿刺《せんし》器具

血液を使う測定器の場合、実際に血を採《と》るためのランセット（針）と穿刺器具も必要になる。ランセットと穿刺器具に関しては、ブランドによる性能の違いはほぼないため、個人的に使いやすいものを入手すればよい。

ランセットの使用に関しては注意点がある。測定器に試験紙を入れる前に、一滴とはいえそれなりの量の血液を採らなければならない。測定器に入れた血液が少なかったり、試験紙の角度が合わず、血液がすばやく吸い込まれなかったりすると、測定に失敗してしまう。測定値が異常に高くなる人は、検査に失敗している可能性がある。その場合は、新しい試験紙を使って採血をやり直そう。ケトンの検査には血糖値の検査より血液が必要になるため、血糖値の検査を先に行なってからケトンを測ろう。

④デジタルクッキングスケール

ミトコンドリア代謝改善法の食事では食べたものを詳細に記録しなければならない。つまり、口に入れたものは、たとえほんの少しでもグラム単位で量って記録する必要がある。多くの人は、食べたものを目分量で記録するが、これは大間違いだ。

たとえば、大さじ一杯の種子類をきちんと量らずに、「一四gぐらい」などとする。何を隠そう、筆者も初めの頃はそうだった。しかし、目分量では食べ物の正確な量が把握できていないとわかってからは、すべて一g単位で計量するようにした。同じ大さじ一杯でも、サイリウム種皮は四g、カカオニブはその三倍近い一一gだったりする。目分量はあてにならない。

自宅にデジタルタイプのクッキングスケールがなければ、早めに購入しよう。一g単位で数kgまで量ることができるスケールがおすすめだ。もっと細かく計量したい人には、〇・一g単位まで測定できるスケールもある。この場合も、上限がキロ単位まであるか確認してから購入しよう。デジタルクッキングスケールには「風袋《ふうたい》（オートゼロ）」という機能があり、空《から》の容器をのせてから電源を入れると、容器の重さを差し引いてくれ、食べ物の重さだけを知ることができる。

⑤計量スプーン

デジタルクッキングスケールにのせる食材を正確に量るため、ステンレス製の計量スプーンを一セットか二セット用意しよう。

ステップ２：血液検査で初期値を把握する

ミトコンドリア代謝改善法を実施する際、阻害要因になるものが二つある。ビタミンDの欠乏と鉄分の過剰摂取だ。よって事前にビタミンDと鉄分量を確認しておきたい。血液検査でしか把握できないが、ミトコンドリアの健康状態に大きな影響を与える栄養素だ。また水銀も、人体への影響を考えると検査をしておいたほうがよいだろう。

ビタミンD

ビタミンDは非常に重要な栄養素だが摂取が足りていない人が多い。太陽光を十分に浴びていないと、体内のビタミンDは欠乏する。地理的に太陽光を浴びにくい（年間の日射量が少ない）場所に住んでいる、または日常的に日光浴する習慣を持たないために起きると考えられる。年齢や皮膚の状態によっても、ビタミンDの吸収率は変わってくる。

体内のビタミンD値が安定するまで、年に一度、できれば数カ月に一度、検査することをおすすめする。ビタミンDの正常値は四〇〜六〇ng／mℓだ。検査は二種類あるが、25－ヒドロキシビタミンD〔25-(OH)D〕を調べる検査を受けてほしい。

ビタミンDの摂取量を増やすには、紫外線の浴びすぎに注意しつつ、日光浴の時間を増やすしかない。そのために生活習慣を変える必要が出てくるかもしれない。さまざまな事情により、日光浴の時間が十分に取れない場合は、サプリメントも選択肢としてある。サプリメントとしてのビタミンDは、日光浴よりも効果は劣るが、日光をしっかり浴びられない時期が年間に数カ月あるという人は使ったほうがよい。

多くの人はビタミンDが紫外線（UV－B）をどれだけ受けたかを示すバイオマーカーであることを理解していない。実は紫外線はビタミンDの生成以外にも効用がある。サプリメントだけでビタミンDを補給すると紫外線の効用を得られない。

筆者はこの問題を重視し、亜熱帯地方に移り住んだ。今では一年中、自然なあり方に従って健康に悪影響がない範囲で日光浴をすることでビタミンDを補給している。十年近くビタミン剤を飲んでいないが、体内のビタミンDの量は最適なレベルを保っている。せっかく晴れの日が多い場所に引っ越したのだからと、毎日、家の外で日差しを浴びながら過ごす時間を最優先で確保している。

フェリチン

体内の鉄分量は血清フェリチン検査で簡単に調べられる。検査では、フェリチンという血中で鉄分を運び体内に貯蔵する役割を持つ、たんぱく質の分子の量を測定する。血清フェリチンの値が低ければ、体内の鉄分量も少ないことがわかる。

4章で説明したとおり、鉄分はとても重要な栄養素だ。定期的に検査して体内の鉄分量を把握しておくことは疾病予防や健康な体づくりに役立つ。特に成人男性と閉経後の女性（生理によって毎月、出血しなくなった女性）にとって、この検査は重要だ。検査の詳細については4章を参照してほしい。

水銀

ほとんどの魚介類と、銀と水銀の合金でつくられた歯の被《かぶ》せ物から、私たちの体に水銀が蓄積される。水銀量の検査にはさまざまな方法があるが、筆者の経験上、水銀の由来まで調べられる検査が望ましい。筆者の知る限り、この検査を提供するのはQuicksilver SCIENTIFICのみだ（アメリカの検査機関）。

https://www.quicksilverscientific.com/mercury-testing/testing/mercury-tri-test

知っておくと便利な検査値

次に挙げる検査は必須ではないが、確かめておくと重要な指標になるものばかりだ。ミトコンドリア代謝改善法を始めてから数カ月後にもう一度検査して、数値が改善されているかどうか確かめよう。

・空腹時インスリン

インスリン値を見ることで、体内で脂質が効果的に燃焼されているかどうかがわかる。これは空腹時の値でなければ意味がないし、数値は低いほどよい。

空腹時インスリンは二～三mIU／ℓくらいが理想的で、六以上であれば脂質を燃焼する体になっていないと考えてよい。

・空腹時血中脂質

コレステロール値が目の敵《かたき》にされているアメリカでは、四人に一人がコレステロール値を下げるためにスタチン系の薬を飲んでいる。中性脂肪が多いと心臓疾患のリスクがあるが、コレステロール値が高いことで同じようなリスクが発生することはまれだ。

もっとも、中性脂肪は食事で簡単に減らすことができる。脂肪燃焼食を普通に実行すれば、基準値の七五mg／dℓ以下にすることは難しくないはずだ。また、「中性脂肪」対「HDLコレステロール」の値も参考になる。これは一以下が基準値だ。「全コレステロール」対「HDLコレステロール」の値は二四％以上になっていることが望まれるが、この値は高ければ高いほどよい。

・高感度CRP

この検査では血中のC反応たんぱく質（CRP）の量がわかる。CRP値は、おおまかに、体内でどれくらい炎症が起きているかを示す。検査は通常のものと高感度のものがあるが、高感度のCRPを調べたほうがよい。基準値は〇・七㎎／ℓ未満だ。

ステップ３：正しい体のサイズを知る

理想の健康状態を目指したければ、まずは現実をよく把握することだ。事前に「バイオメトリクス」と呼ばれるいくつかの測定値を調べておくことには、二つの意味がある。

・これからの変化を目指す具体的なきっかけになる。自分の現在の健康状態を客観的に把握することで、これからの生活スタイルを変える動機づけができる。

・進捗の「見える化」ができる。数値がよくなればやる気につながるし、自分の行動が正しかったことが「数値」という目に見える結果としてあらわれることは何よりの励みになる。

以下の項目の数値をベースライン値として把握しておくとよい。

体脂肪率

体脂肪は健康に欠かせないものだ。臓器を守り、エネルギーや必須栄養素（脂溶性のビタミンA、D、E、Kなど）をためるためになくてはならない。体脂肪が少なすぎると、体はエネルギーをつくるために筋肉を形づくるたんぱく質を分解するという異化《いか》作用を行なう。

逆に、体脂肪（特に内臓脂肪）が多すぎると、心臓疾患、糖尿病、がんなど、死につながる慢性疾患を引き起こす可能性が一気に上がる。つまり、意識して体脂肪率を適切な範囲に保つことが重要だ。体脂肪の量はそのまま、あなたの代謝が正常かどうかを示している。入手できる範囲で、できる限り正確な体脂肪測定器で測定しよう。

腹囲

腹囲から心臓発作などによる死亡を予測できるため、とても重要な値だ。測定は簡単で、巻き尺で、肋骨《ろっこつ》とへその間の腹囲でもっとも狭い部分を測ればよい。安価な巻き尺でも、測った場所でテープをロックしたり、自動で巻き取る機能がついていたりするので、測るときに迷ったり、測った場所をずっと指で持ち続けるなどの面倒もない。

腹囲の目安は次のとおり（日本人のメタボリックシンドロームの判定基準）。

・男性　八五cm以上
・女性　九〇cm以上

腹囲がなぜ、健康のバロメーターになるかというと、お腹回りの脂肪（内臓脂肪）は体内で炎症を起こすたんぱく質やホルモンの分泌を誘発し、これらが動脈を傷つけ、糖や脂質の代謝に影響を及ぼすからだ。このため、内臓脂肪は二型糖尿病、心臓疾患、脳卒中、アルツハイマー型認知症などの慢性疾患と深い関係がある。ウエストが細くなるのは健康になっている証、と断言してもよい。

体重

体重測定が項目として最後にくるのはなぜかというと、健康にとって、これだけではあまり意味を持たない数値だからだ。人によって体重の内訳は異なり、骨密度などによっても変わってくる。たとえば、体脂肪率の低い、筋肉質なフットボール選手の体重は多いだろうが、体重が多いからといって、その選手の代謝が機能不全を引き起こす可能性が高いとは言えない。それでも、体重は測定や記録が手軽にできる上に、毎日、体重を量ることで自分の体の代謝の傾向を理解できる。

体重は毎日、同じ時間に量る（起床後、トイレをすませた朝食前のタイミングがおすすめ）とよい。これで一日の体重変動を加味しなくてすむ。脂肪が減っていても筋肉量が増えている場合、体重は減らずに増えることもあるから、体重の数値だけで一喜一憂しないようにしよう。また、一日に何度も体重を量る必要もない。

ステップ4：食べたものを正確に記録する

ミトコンドリア代謝改善法の実施と微調整には、食事の量を正確に記録し、分析することが不可欠だ。食べたもの、飲んだものすべてを記録し、それらの栄養素の情報と体重や血糖値などの数値の関係を分析することで、食事が体内の生化学的なバランスと代謝に与える影響が理解できる。そのため、口に入れるカロリーや栄養素の量は正確に把握する必要がある。さらに、食べたものの量がわからないと、自分に最適なマクロ栄養素のバランスも計算できない（食べているたんぱく質量を記録していなかったら、脂肪燃焼状態を維持するために必要なたんぱく質の量もわからない）。

そこでまず、食べたものを食材別に計量して記録する。目分量ではなく、必ずデジタルクッキングスケールを使って計量すること。分析結果の有用性はデータの正確性にかかっていることを忘れずに。

しばらくデータを蓄積してから、定番メニューをレシピとして残す。自分で考えたレシピでも、ケトジェニック・ダイエットの料理本にあるものでもかまわない。

レシピとして残しておくと、日々の食べ物の記録に時間と手間がかからなくなる。最終的には、毎朝、その日に食べる予定のものを予定表のように記録するとよい。

すると、その日の栄養バランスを前もって確認できる。その結果に応じて食材を増やしたり、減らしたりして食べる量を調整し、目標値に近いメニューをつくれる。記録するのは食べた後よりも、食べる前がおすすめだ。食べてしまったものは減らせないし、全体を見て一日の栄養バランスを整えるのは食べる前にしかできないからだ。

よって朝、食事をつくる前に一日の献立を決めてしまうことを強くおすすめする。

また、言うまでもないが、口に入れたものは液体、固体にかかわらず、すべて記録すること。ここをおざなりにしてしまうと、実際に食べた量が記録に反映されず、分析結果が不正確になり、健康向上の役に立たなくなる。

食べたことを後悔したとしても、正直に記録をつけたほうがよい。データが正確であれば、食べたものに対する反応（食事直後の血糖値上昇など）を参考にできるからだ。記録が不正確だと、データから何らかの意味を読み取ることができない。正直にデータを記録しなかったことで損をするのは、あなただ。大げさに聞こえるかもしれないが、人によっては（がん治療のためにミトコンドリア代謝改善法を行なう人など）、これが生死を分かつかもしれない。

食材を毎回、大さじですくえば、同じ食材は一度だけ量ればよくなる（大さじ一杯の分量の、同じ食材の重さは同じだと考える）。実際、計量はそれほど面倒ではないし、そのうちに楽しめるようになる。正確な分析には正確なデータが必要だということを忘れずに。

ステップ5：マインドセットを変える

ここで、ミトコンドリア代謝改善法を始める際に生じるメンタルや感情の問題を取り上げたい。どれだけ情報があったとしても、新しいライフスタイルに挑戦するときには、それまでの思い込みを捨て、恐れを乗り越えなければならない。勇気を持って踏み出さない限り、成功する確率は上がらない。

脂肪燃焼体質に生まれ変わるという新しいライフスタイルを始めるにあたって、必要な情報とモチベーションを手に入れよう。ポジティブ思考を心がけ、恐れのない状態で始めれば、この食事法のメリットをすぐにでも享受できるだろう。

読者の中には、急性疾患や進行期がん、糖尿病などの慢性疾患等、深刻な病気と診断されたり、減量の必要に迫られていたり、線維筋痛症《せんいきんつうしょう》を患ったりしている人もいるかもしれない。

誰でも、健康から不健康のグラデーションのどこかに位置するが、実践にあたっては根源的な思考のシフトが必要だ。

まず、自分の健康を守る第一の責任者は自分自身だという自覚を持つこと。

これは、既存の医療システムのしくみとは正反対だ。医療システムにおいて、患者はケアの受益者として見なされる。患者の健康について医師が判断し、患者はそれを受け入れることしかできない。別に医者が傲慢《ごうまん》な人種だからこういうしくみになったわけではない。患者の多くも、自分が病気だと聞くと不安にさいなまれ、瞬間的に病気が治る「魔法の弾丸（治療法）」を求める。医者の判断に全幅の信頼をおいて、すべての責任を医者に持たせ、医者の言うことに一〇〇％従うことができれば、患者としては楽だ。このような「患者様」は、自分の健康について自分で判断することを放棄し、「最適な」治療法と次にやることを教えてくれる「お医者様」が、自分の体を「治してくれる」ことだけを求めているのだ。

かかりつけ医のサポートを得る

ここまで読んできた人は、ここに書いたような「患者様」になりたいとは考えていないだろう。この本を読んで、自分の健康に責任を持ち、できることをしたいと考えているに違いない。実践するにあたり、あなたは操縦室にいるパイロットの一人であるという認識が必要だ。パートナーは、これまで自分の体を診てきてくれた医者だ。いちいち許可を得る必要はないが（夕食前にピザを食べてもよいか医者に尋ねる患者はいないだろう）、かかりつけ医に何も知らせずに開始することはできない。あなたの健康を保つために働く人々に、あなたがミトコンドリア代謝改善法を実践することで、食事、サプリメント、そのほかの医療外のケア（鍼灸《しんきゅう》、カイロプラクティック、マッサージなどの伝統医療系のケア）がどのように変化したかを報告する必要がある。

これには二つの理由がある。第一に、次ページのリストにあるような理由で、体の変化を細かくチェックする必要がある人がいるからだ。第二に、食生活が変わったことを報告すれば、それに対する是非はともかく、その結果である健康状態の変化を、医師は否定できないからだ。確立された治療法以外は認めない医師もいるだろうが、あなた自身の努力を認めてくれる場合もあり得る。また、実際にあなたの健康状態がよいほうに変化していけば、ミトコンドリア代謝改善法をもっと真剣に検討してみようとしてくれるかもしれない。食べ物によって病気を治すという新しい考え方に、医師も目を向けるようになるかもしれない。

○ミトコンドリア代謝改善法実施時に医学・栄養学の専門家による監督が必要な疾患

―肝臓がん
―肝機能障害
―食道の手術・放射線治療
―頭部・頸部《けいぶ》の放射線治療
―糖尿病
―甲状腺の異常（甲状腺機能低下症、甲状腺機能亢進《こうしん》症、橋本病など）
―肥満に対する減量手術後
―消化不良（オピオイド使用、神経筋疾患、神経変性疾患などの病気、化学療法の副作用などによる）
―食品アレルギーや特定の食品への過敏症
―リーキーガット（腸もれ）
―すい臓の病気、もしくはかかったことがある

―本人、もしくは家族が腎結石になったことがある
―消化器官の疾患（IBS、クローン病、潰瘍性大腸炎）になったことがある
―腎臓病
―経管栄養を行なっている
―胆石発作、もしくは胆のう摘出後（胆のうがなくても、リパーゼや胆汁サプリメントを使用すれば可能）
―低体重
―がん性悪液質
―血液検査に異常がある（アルブミン値が低いなど）

よくある質問

・かかりつけ医が「食事は関係ない」と言う

内科医の多くは栄養学をまともに勉強したことがない。そのため、病気の予防や治療のために食事療法を行ないたいと患者が言っても聞いてくれないことがある。そのことは、医者個人ではなく、医療教育システムの問題ととらえてほしい。食事が本当に関係ないとその医者が断

言できるのであれば、患者が何を食べても文句は言えないはずだ。

確かに、ミトコンドリア代謝改善法の食事が病気を治すという証拠はない。現状で証明されているのは、薬剤抵抗性てんかんの子どもに対して高脂質、低炭水化物の食事療法は効果があるということだ。だが、それがほかの病気にも効果があることを証明するには、もっと多くの事例やデータが必要だ。しかし、逆にまったく効果がないという証拠もない。

・かかりつけ医が脂肪の摂りすぎを嫌がる

現在の政府が推奨する食事ガイドラインでは、総カロリーの二〇～三五%を脂質に充てている。その根拠となる科学研究は正しくないにもかかわらず、いまだにこれが基準とされている。近年、優秀で熱心な学者たちがこの「神話」を解体し始めている。過剰な炭水化物、特に穀物、でんぷん、果物の糖質を摂りすぎると多くの慢性疾患の原因になり、その影響は子ども時代から始まっていることがわかってきている。

・食事プランの制限が多く、続けるのが難しい。食べ物をすべて量るのは無理だ

食べ物を計量し、何をどれだけ食べたのかを記録し、血糖値を調べる……面倒に聞こえるだろうし、それをごまかすつもりもない。だが、最初から詳細な記録をつける必要はない。自分ができる範囲から始めて、慣れてきたら徐々に記録する項目を増やしていけばよい。

また、近代医療による治療がいかに面倒で、高価で、不愉快な体験かということを思い出してほしい。化学療法、放射線治療、手術、それに危険な（命に関わることもある）薬の服用、体重を減らすことができず、自分の体や健康に対して十分に能力を発揮することができない無力感……。ミトコンドリア代謝改善法は治療法ではないが、代謝の根本に作用して、体が自らを癒やすプロセスに入るよう、体に働きかけるものだ。もちろん、実践するには相当、努力しなければならないし、計画を着々と実行していかなければならない。だがそれを考慮しても、食べ物を計量し、実施状況を細かく記録することの不便さは、それによって得られるメリットと比べればたいしたことではないはずだ。

・もっと詳しい食事プランが欲しい

がん患者のミトコンドリア代謝改善法実践を支援し、本書の執筆時にも多くの助言をしてくれた栄養学の専門家、ミリアム・カラミアンのもとにも、こういう訴えが寄せられることが多いという。しかし最初から手の込んだことはしなくてよい。細かいメニューが決まっていないと実行するのは難しいと思うかもしれないが、まずは一食ずつ、考えていけばよい。

また、いっぺんにすべてを変えるのではなく、少しずつ変化を取り入れていくことで、案外、早いタイミングで三食とも脂肪燃焼メニューに切り替えられるだろう。たくさんのウェブサイト、料理本、献立支援アプリなどがインターネット上にあり、自分の好みに合った詳細な献立はすぐにつくれるようになる。だが、大事なのは献立がつくれるようになることではない。この食事法について勉強し、自分で何をするかを決めることで、自分の健康状態に対して効果がある食事をつくり上げることができるのだ。

それでも導入に二の足を踏むのであれば、高脂質食療法の指導に長《た》けているヘルスコーチや栄養士を依頼するのもよい。多くの場合、数時間のセッションであなただけの食事プランをつくり出せるだろう。

・かかりつけ医が体重の減少を嫌がる

現状、適正体重かそれを超えている場合、少し体重が減ることはあっても、むしろそれによってインスリン抵抗性など、将来の疾病につながるような状態を改善することができる。しかし、かかりつけ医が体重の減少を問題視することもある（がんを患っている場合にはあり得る。体重減少は標準治療に体が耐えられない、または病気が進行しているサインだと見なされるからだ）。適正体重に達していない場合には、高脂質食の献立のカロリーを、現在の体重を維持するために必要な量よりも多く設定し、体重が増えるようにすればよい。

・**オーガニックや高品質の食品の入手が難しい**

食材が手に入らないことを言い訳にするよりも、今あなたに許される条件下でどうすれば実践できるかを考えてほしい。自分の健康、料理の腕、予算、食材の調達という制限がある中で、できる限りの努力をしよう。重要なのは、あなたが始める決心をすることだ。この食事法のメリットを体験したら（血糖値が下がり、健康的な値になったなど）、食材の品質をどれだけ高められるか、知恵を絞り始めるだろう。

・**食べ物を買ってきて調理する時間がない**

スーパーや自宅のキッチンに入ったことがない人はいないだろう。手順が少なく、高脂肪・低炭水化物メニューをインターネットで探して、好みに合いそうなレシピがあったら、冷蔵庫に材料があるかどうか、確かめてみよう。なければ買い物リストに追加する（スーパーではあちこち歩くため、買い物リストは必要だ）。

または、友人や家族を巻き込んでみるのもよい。最初はうまくいかないかもしれないが、とりあえず始めてみることが、最終的な成功への第一歩だ。

・NG食品を子ども（配偶者）のために買わなければならない

ミトコンドリア代謝改善法でNGとしている食品は、家族にとってもよいものではないのが現実だ。他人にこの食事を強制することはできないが、あなたが脂肪燃焼食を始めることで、家族に対する見本になれる。これをきっかけに家族全員の健康意識の向上を目指してはどうか。

それに、子どもたちやパートナーは家の外で好きなものを自由に食べられるのだから、彼らのために炭水化物や砂糖をたくさん使ったおやつを、自宅の棚や冷蔵庫に常備しておく必要はない。

この食事法では食べられないが質のよい食品で、子どもたちが食べても問題がないものがあれば、はっきりと「Ｎｏｎ―ＭＭＴ」というラベルを付けた箱を用意して、そこにしまっておこう。ただし、自分はその箱に入っている食べ物に手を出さないこと。

・かかりつけ医や友人が「腎臓結石になる」と言う

ミトコンドリア代謝改善法は、腎臓によるナトリウムの代謝方法を変えてしまうため、ナトリウムと水分の両方を多く排出するようになる場合がある。水分摂取が少なめだと、尿に含まれる物質（カルシウム、シュウ酸、尿酸、システイン、リン酸塩）の濃度が上がり、腎臓結石のリスクが上がる。この食事法で食べられるものには、シュウ酸が多いものがあり、これも腎臓結石の原因になると言われている。過去に腎臓結石になったことがあるか、家族に腎臓結石を患った人がいる場合には、予防のために、医師にクエン酸カリウムなどのサプリメントを処方してもらえるか、相談してみるとよい。また、この食事法の実践中は、浄水器を通した水をたっぷり飲み、水分補給をしっかり行なうことを忘れずに。

今かかっている医師が、あなたの健康についてあなたにも決定する権利があることを、認められないようなタイプだった場合、もしくは、あなたの考え方や懸念に理解を示してくれない医師だった場合には、新しい医師を探そう。ミトコンドリア代謝改善法は、食べるものを通してあなたの健康をガラッと変えるような大きな力となるが、その道のりを支援してくれる優秀なチームがいてこそだ。これは重病を患っている場合、特に当てはまる。あなたの健康をつくり、守るためのチーム、その一人ひとりが大切なメンバーだということを忘れないでほしい。

●カカオパウダー、カカオニブ、カカオバター

・特徴　生のカカオパウダーにはダークチョコレートの四倍もの抗酸化物質が含まれる。たんぱく質、カルシウム、カロテン、チアミン、リボフラビン、マグネシウム、イオウ、三八〇種類以上のファイトケミカルも含まれる。オーガニックでフェアトレードのものを。

・食べ方　スムージーにカカオパウダーかカカオバターと、ステビアなどの天然甘味料を少量加えると飲みやすくなる。カカオバターは、通常のバターと置き換えて使用する。単価不飽和脂肪酸を含まないため、オメガ6系脂肪酸を摂りすぎる心配もない。

●黒ごま

・特徴　一gあたりのカルシウム含有量はどの食材よりも多く、マグネシウム、銅、亜鉛、リグナンと呼ばれる化合物群（ポリフェノールと不溶性食物繊維）が豊富。リグナンは消化されると弱いエストロゲンのような物質になり、ホルモンバランスを整える働きをする。リグナンはホルモンと関係するがん（子宮、卵巣、前立腺のがん、乳がん）のリスクを減

らす効果が期待される（閉経後の女性がリグナンを多く摂取した場合、摂取しなかった人と比べて一七％、乳がんの発生率が少なかったとする調査もある）[1]。

・食べ方　三〇g弱の黒ごまを低糖質の野菜炒めにかけたり、サラダにひとつかみほどかけたりする。そのまま食べてもよいが、丸呑《の》みにするのではなく、必ずよく嚙んで食べること。ほかの種子類と一緒に大さじ一杯をスムージーに入れるのもおすすめ。

●フラックスシード

・特徴　抗炎症作用があるαリノレン酸（オメガ3系脂肪酸）、リグナン、水溶性・不溶性食物繊維が豊富。

・食べ方　丸ごとのフラックスシードをグラインダー（コーヒー豆やスパイス用のもの）で食べる直前に挽くとよい。挽きたてのフラックスシードをスムージー、野菜のジュースかスープに入れたり、卵やワカモレに混ぜたり（フラックスシード特有のクセが和らぐ）、ミートボールやクラブケーキをつくるときにパン粉代わりに使う。一晩、水に浸《ひた》した後でスムージーに大さじ一杯ほど使うのもよい。

・注意　市販の粉末のフラックスシードとフラックスシードオイルは酸化していることが

多く、絶対に使用してはならない。

●チアシード

・特徴　たんぱく質、オメガ3系脂肪酸、食物繊維（大さじ一杯あたりに五g）、ミネラル、ビタミン、抗酸化物質が豊富。フラックスシードほど早く酸化しないため、グラインダーで挽く必要がなく、冷蔵庫に保管しなくても二年間はもつ。

・食べ方　水やココナッツミルクに一晩浸すとタピオカのような食感になる。これにシナモンか生のココアパウダー、少量のステビアを加えれば、プリンのようなおやつが楽しめる。チアシードをスムージーやスープのトッピングにしてもよいが、水分によってゼラチン状にふやけてしまうため、食感を保ちたければ食べる直前に加えること。スプラウトになるまで栽培してサラダにしても栄養がたくさん摂れる。

・注意　大人でも嚥下《えんげ》しにくいとき、または子どもに与える際、チアシードをたくさん飲み込んだ直後に水を飲んではならない。食道でチアシードがゲル状の塊《かたまり》になって動かなくなり、医療的な処置が必要になる。

●ブラッククミンシード

・特徴　肝臓の強化、免疫のサポート、抗菌、鎮痛、鎮痙《ちんけい》、抗酸化作用がある。(2) 肥満防止の効果も期待される。(3)

・食べ方　オーブン焼き、炒《いた》め物、ドレッシング（レモン、パクチー、タヒニと呼ばれるごまペーストとともに）に加える。コーヒーや紅茶に入れてもよい。大さじ一杯のブラッククミンシードに熱湯をかけて一〇分待てばブラッククミン茶として楽しめる。筆者は朝食のスムージーに毎日大さじ一杯（一一g）、加えている。

●ひまわりの種

・特徴　ビタミンE、銅、ビタミンB群、マンガン、セレニウム、リン、マグネシウムが豊富。

・食べ方　発芽させてスプラウトとして食べるのが最適。ひまわりスプラウトに含まれる栄養素は普通の野菜の三〇倍にもなる。それをサラダに入れるとよい。また、ひまわりの種をおやつにする、バーガーのパテに混ぜる、穀物を使わないグラノーラに入れる、サラダのトッピングにする、強力なブレンダーを使ってひまわりバターにする、など。

・注意　ひまわりの種はオメガ6系脂肪酸が多いため、すぐに品質が落ちてしまう。そのため冷蔵庫か冷凍庫で、光を避けて保管する。

カボチャの種

・特徴　マグネシウム、マンガン、銅、たんぱく質、亜鉛、リン、抗酸化物質、食物繊維が豊富。
・食べ方　生のままかじる、穀物を使わないグラノーラ、サラダ、スープにトッピングとしてかける。もしくはグラインダーで挽いてスムージーに加えるなど。

サイリウム種皮（オオバコ）

・特徴　水溶性・不溶性の食物繊維が多いが、消化不良の経験がある人は、栄養士や医師などの医療従事者に相談してから摂取するように。
・食べ方　スムージーに加える。一日に三回、水に大さじ一杯強のサイリウム種皮を加えて飲んでから、消化を助けるために水をもう一杯飲む。添加物や甘味料を含まないサイリウム粉末を使うのもよい。

・注意　サイリウムは通常、非常に多くの殺虫剤、除草剤、栄養剤などを浴びているため、オーガニックのものを選ぶこと。

●マカダミアナッツ

・特徴　脂肪が多くたんぱく質と炭水化物が少ない。生のマカダミアナッツはビタミンB_1、マグネシウム、マンガン、チアミンが豊富。脂肪分の八〇％は単価不飽和脂肪酸で、その大部分がオリーブオイルと同じオメガ９系脂肪酸（オレイン酸）。

・食べ方　生のまま食べる。すりつぶしてマカダミアナッツバターにする、細かく刻《きざ》んでパン粉代わりに肉や魚の衣に使ったり、粗く刻んでサラダやスープのトッピングにしたりしてもよい。一日に食べる量は一日あたり六〇ｇまで。

・注意　マカダミアナッツは犬には禁忌。食べると虚脱感、嘔吐《おうと》、震え、高熱などの症状を起こす。

●ペカンナッツ

・特徴　マカダミアナッツに次ぐ高脂質と低たんぱく質で、マグネシウム、オレイン酸、フェノール系抗酸化物質、マンガンなど一九以上のビタミンやミネラルが含まれる。LDLコレステロールを減らし、動脈機能を改善する働きがある。(4)

・食べ方　生のペカンナッツをそのまま食べるか、刻んでココナッツオイル、粉末のカカオニブ、シナモン、少量のステビアと混ぜてトリュフ状にまとめてスイーツ代わりに。もしくは、バターと一緒に混ぜて海塩をふり、低温でローストしておやつにする。

●ブラジルナッツ

・特徴　セレニウム、亜鉛、Lアルギニン（アミノ酸の一種）が豊富で、高脂質、低たんぱく質なナッツ。

・食べ方　皮を剥いて食べるのがよい。含まれる油分がすぐに酸化するので、悪くなる前に食べる。刻んでサラダなどのトッピングにするのもよい。

・注意　食べすぎるとセレニウムの摂りすぎになる。少量のラジウムが含まれる。(5)

●アーモンド

・特徴　実はナッツではなく、種子の一種。Lアルギニン、カリウムが豊富。

・食べ方　先に水に浸してフィチン酸と酵素阻害物質を取り除くとよい。そのままかじる、アーモンドバターにしてセロリにぬって食べる、粉末カカオニブと一緒にスムージーに入れて、ナッツとチョコレートの風味づけをして楽しむ。
・注意　冷暗所（遮光《しゃこう》できる食品棚、冷蔵庫、冷凍庫）に保管して鮮度を保ち、酸化を予防する。たんぱく質とオメガ6系脂肪酸（六割が飽和脂肪酸、一割が単価不飽和脂肪酸）が多いため、食べすぎに注意。パッケージに「生アーモンド」とあっても加熱されたり、薬剤で処理されたりしていることが多い。たんぱく質量が多いため一日あたり一五gほどが限度だが、筆者はほとんど食べない。

おすすめのナッツや種子類の栄養価

種類	脂質	たんぱく質	F/P	炭水化物	食物繊維	C/F
カカオニブ	4.7	1.6	2.9	3.9	3.5	1.1
黒ごま	5.2	1.8	2.9	2.8	1.5	1.9
フラックスシード	4.2	1.8	2.3	2.9	2.7	1.1
チアシード	2.8	1.5	1.9	3.8	3.1	1.2
ブラッククミンシード	1.5	1.2	1.3	3.0	0.8	3.8
ひまわりの種	2.1	1.8	1.2	2.7	0.8	3.4
カボチャの種	1.7	1.7	1.0	4.8	1.7	2.8
サイリウム種皮	0	0	0	4.0	4.0	1.0
マカダミアナッツ	7.6	0.8	9.5	1.4	0.9	1.6
ペカンナッツ	7.2	1.4	5.1	1.4	1.0	1.4
ブラジルナッツ	6.6	1.4	4.7	1.2	0.8	1.5
アーモンド	4.0	1.7	2.4	1.7	1.9	0.9

注：数値は大さじ１杯の量。ただしその重さは、
たとえばサイリウム種皮は４g、カカオニブは 11g と、幅がある。
F= 脂質　P= たんぱく質　C= 炭水化物

《訳者あとがき》
「いつも食べている食事」が体にどう影響するのか、何をどう食べれば細胞が活性化するのか――ここまで的確に書かれた本はほかにない

石黒成治

僕が初めて「機能性医学（functional medicine）」という医学の存在を知ったのは、二〇一八年です。機能性医学とは、現代医学に食事、運動、ストレスマネージメントなどの生活習慣の改善法を融合した生活習慣病や慢性病の治療法のことです。

当時アメリカでもさかんになりつつある段階で、当然日本では機能性医学を勉強するためのよい教材、学校というものはまだ存在していませんでした。そのため、僕はアメリカのオンラインスクールで学ぶことにしました。

そのスクールには膨大な量の動画とコンテンツがありましたが、基礎知識がなかったためになかなか学習が進みませんでした。そんなとき、何か参考になるものがないか調べていたところに出合ったのが、本書の著者であるマーコーラ博士（Dr. Mercola）のホームページでした。それはまさに「宝の山」。そのホームページに掲載されている情報はすべて――栄養、運動、メンタルトレーニング、最新の医学情報に至るまで、来る日も来る日も読み続けました。

そこには糖質過剰の健康被害、脂肪をエネルギー源とする栄養療法、感染症に対する対策（亜鉛、ビタミンC、ビタミンDの重要性）など、日本で普通の医師をしている限り決して得ることができなかった情報が惜しげもなく無料で公開されていました。しかもすべての情報に論文の引用がつけられており、どのようなエビデンス（証拠）にもとづいているのかまで一目瞭然、まさに現代医学を最大限に活用した新しい医学の教科書とも言えるものでした。

現在では有料会員向けの配信となっていますが、二十五年に及ぶ一万五〇〇〇件以上の健康情報が詰まっています。もちろん僕も会員になっています。

マーコーラ博士はアメリカにおける代替医療（現代西洋医学を代替する医療。民間医療）の第一人者であり、特に新型コロナウイルス感染症のパンデミックが始まって以来、世界でもっとも理論的に医学的見地から記事を書き続けてきました。

一般にウイルス性感染症の初期に症状を改善し、重症化を防ぐためにはビタミンCや亜鉛の服用が有効です。マーコーラ博士は新型コロナウイルス感染症に対しても同様に、それらの服用を助言していました。血液中のビタミンDの濃度が新型コロナウイルス感染症の重症化率の低下、死亡率の低下に関連するという情報を得たのもマーコーラ博士のサイトです。このビタミンCや亜鉛、ビタミンDの知識が日本を含め世界中でシェアされていれば、感染による死亡者をもっと少なくできたかもしれません。

●―「あらゆる病気のもと」フリーラジカルを抑えるには

マーコーラ博士は、老化の加速、病気の発症には体の中で産生されるフリーラジカル（活性酸素）が関わっており、このフリーラジカルを抑えることができれば自身の自然治癒力が働き、過剰な老化の抑制、病気の改善を図ることが可能であると言っています。

その方法が、本書に書かれている「ミトコンドリア代謝改善法（Mitochondria Metabolic Therapy）」ですが、ミトコンドリアの代謝機能を改善するためには、次の三点に注意する必要があります。

1　どのようなものを食べるか？
2　どのタイミングで食べるか？
3　血液中の鉄分をコントロールすること

まずどのようなものを食べるかについては、マーコーラ博士が本書でもっとも伝えたいことの一つで、「良質な脂質を食べる」ということです。日本でも「低脂質」とうたった食品が数多く販売されていますが、その根底にあるのは、「脂肪の摂りすぎは体によくない」という間違った常識です。しかし僕たちの体をつくる細胞の膜は脂肪でできています。ですから、細胞の機能が正常に働くためには良質な脂肪が必要なことは明らかです。

炭水化物を制限した状況で、良質な脂質を摂取すると肝臓はケトン体（本文ではケトン）と呼ばれる糖に代わるエネルギー源をつくり出します。「ケトン」という名前は医師にとっては「悪いもの」というイメージしかありません。「糖尿病性ケトアシドーシス」と呼ばれる命にかかわる糖尿病の合併症を引き起こすと大量のケトン体が検出されるためです。しかし、本書で説明しているケトン体が検出される状態は「栄養学的ケトーシス」と呼ばれ、適切な量の糖、たんぱく質を摂取することで、体の中で適切な量のケトン体が維持されている状態です。

そしてこの「栄養学的ケトーシス」の状態にあるとき、体のメインのエンジンが糖質を燃やすエンジンから脂質を燃やすエンジンに移行します。

●ポイントは、食事を変えて「糖ではなく脂肪を燃やす」

本来、人は糖質を燃やすエンジンと脂質を燃やすエンジンの二つを持っています。これは僕たち人類の進化の過程で発達してきた栄養学的な機能です。農耕が始まる一万年前以前の人類は狩猟や採取によって食料を得ていました。獲物を仕留めたり、木の実を大量に見つけたりしたときはしっかり食べられますが、うまくいかなければ数日栄養を摂れない、ということもあります。そのようなとき、食事ができなくても獲物を探し続けられるように体では体脂肪をエネルギーに変える脂肪のエンジンが働きます。しかし、食料が長期保存できるようになり、いつでも食べ物が近くにある状況に置かれている現代人では、この「脂質エンジン」が退化してしまっています。そのため糖質エンジンの燃料である糖を常に補給し続けなくてはなりません。

ミトコンドリア代謝改善法では、まず「脂質エンジン」をしっかりかけるために糖をカットして良質な脂質を十分に摂ることから始めます。しかし注意しなくてはいけない点は、糖とともにたんぱく質の制限も必要であるということです。糖を制限したからといって、牛肉、豚肉、鶏肉、卵を無制限に食べていいわけではありません。詳しくは本書3章の「摂りすぎると怖い、たんぱく質のジレンマ」を参照いただきたいのですが、過剰なたんぱく質の摂取によるインスリン、IGF-Iというホルモン、そしてmTORという酵素が体に負の影響を与えることを多くの方はご存じないと思います。それがわかれば、鶏のササミであれば無制限に食べてもいいという食事法が糖質制限ダイエットとして世間で話題になっていることが、いかに危険であるかが理解できると思います。

●──健康な人がたっぷりとっている「脂」とは

飽和脂肪酸は主に動物性の脂質（牛肉、豚肉などの脂、牛乳など）に含まれている脂肪酸で、長らく〝悪い〟脂肪と信じられてきました。しかし現在ではこの考えは間違いであることがわかっています。飽和脂肪酸、脂質がどうして悪者と考えられるようになったのか？　という経緯についても本書で詳しく述べられていますが、まずは〝良い〟脂質の定義を頭で理解する必要があります。

口にしてはいけない油脂の代表はサラダ油のような工業的につくられた油です。加工食品には「植物油脂」という名前で書かれているこの油は主に大豆油、キャノーラ油、綿実油、コーン油などでつくられていますが、植物の種から高温で抽出され、また水素添加などの加工の過程でトランス脂肪酸が生じます。トランス脂肪酸は心臓病、糖尿病、乳がん、前立腺がん、不妊などを引き起こします。

コンビニのお弁当やパン、スナックをたくさん摂るようになった日本人は知らずにトランス脂肪酸を口にする機会が多くなっています。これらの油脂を良質なオリーブオイル、ココナッツオイル、グラスフェッドバター、グラスフェッドギーなどに替えていくだけで体内のフリーラジカルの量が大幅に減少します。

さらに本書では日本人にはまだ馴染《なじ》みの薄い良質な脂質であるＭＣＴオイルや、アボカドなども紹介されており、これまでの脂質に対する意識が大いに変わると思います。脂質以外にもアボカドの持つ健康効果（マグネシウム、カリウムなどのミネラルが豊富、抗がん効果など）

を知れば、スーパーでアボカドの前を素通りできなくなるはずです。

●―「甘いもの」の誘惑に勝つには準備が大事

本書に一通り目を通し、ミトコンドリア代謝改善法（MMT）を実際行なってみると、どんな変化が訪れるのだろうか？　と楽しみになったかもしれません。しかし実際には、これまでの糖質、加工食品たっぷりの食事から、いきなり「ミトコンドリア代謝改善法」の食事法を実践するのは非常に難しいです。特にインスリン抵抗性（血糖を下げるインスリンの効き目が悪くなる）がある場合は、短時間でも糖が体に入らない状態が起こると、強い倦怠感《けんたいかん》と空腹感が生じ、脳が甘い物を食べるように刺激を出します。そのため、よほどの強い意志の持ち主でない限り、その誘惑に勝つことができません。よってこのミトコンドリア代謝改善法を実践するには、実践するための食材の準備が必須です。

たとえばブロッコリー、葉物野菜、セロリなどの低糖質の野菜、グラスフェッドビーフ、天然の魚、マカダミアナッツ、フラックスシード（亜麻仁）、ココナッツオイル、MCTオイル、グラスフェッドバター、エキストラバージンオリーブオイルなどなど、なかには今まで口にしたこともないような食材も揃える必要があり、それだけで圧倒されるかもしれません。

そのためまず実践としては、6章の方法1の「ゆっくりスタート」から始めてみることをおすすめします。パンやヨーグルト、シリアルなどを食べていた朝食をグラスフェッドバター、MCTオイルやココナッツオイルを入れたコーヒーに置き換えるだけで、簡単にスタートできます。

どうしてもお腹が空く場合はグラスフェッドバターで焼いた目玉焼きに替えるといいでしょう。そこから昼ご飯も野菜たっぷりサラダと少々の肉、魚を加えるような糖質を抑える食事に移行していけば、ミトコンドリア代謝改善法を実践する準備としては十分です。その間に必要な食材、調味料、おやつのレシピの検索を行ない、実践に入っていってください。

●—多くの人は「消化」にエネルギーを使いすぎている

食べ方については本書9章で説明している間欠的ファスティングを取り入れていくと、長期にわたる食事コントロールが可能です。間欠的ファスティングとは、食事を食べる時間帯とまったく食べない時間帯を意識的に分けて生活する方法です。

本書ではさまざまな間欠的ファスティングの方法が紹介されていますが、特にマーコーラ博士がすすめるピークファスティングを導入すると効果的です。ピークファスティングとは一日単位で行なうファスティングで、食事を六～一一時間のうちに行ない、眠っている時間を含めて食べない時間を一三～一八時間とします。

これは僕自身も週に五〜六日は実践している方法で、一六〜一八時間食べない時間を確保しています。当然この時間も徐々に長くしていけばよく、慣れてくると食べない時間帯の頭の冴え、体の軽さを感じるようになります。人はいかに消化にエネルギーを使っているかを自覚できるでしょう。しかしこのピークファスティング、導入は容易ですが二つの注意点があります。

一つ目は食べる時間帯には一日に必要な食材をすべて食べなくてはいけないということです。食べる時間に必要な食物繊維を含んだ野菜、良質な脂質、適度なたんぱく質をしっかり摂ること。これができないと体重がどんどん減少してしまいます。

二つ目の注意点はしっかりと筋力を使うような運動をすることです。ピークファスティングを実践すると、どんどん体が引き締まってきますが、筋肉にしっかりと刺激を与えていかないと想像以上に筋肉が減ってしまいます。僕自身、初回のピークファスティング実践時には食べることにばかりフォーカスして、トレーニングが少なかったために体重が減りすぎてしまった苦い思い出があります。

●──たとえば「一日一杯のご飯と味噌汁はＯＫ」など、日本式にアレンジすると続けやすい

ミトコンドリア代謝改善法では糖質は一日あたり五〇g未満にコントロールします。これはご飯で換算するとお茶碗軽く一杯分です。実際には野菜や調味料に含まれる糖質まで入れて計

算するとご飯一杯も食べることができないことになります。実際のミトコンドリア代謝改善法では穀物（米、小麦など）の摂取は推奨されていないので実行可能なのだろうか？　と感じるかもしれません。また、日本ではグラスフェッドビーフやグラスフェッドバター、新鮮なナッツなど高脂質、低糖質の食材を入手するのが難しく、食材を揃えるのにも苦労します。

そのため「一日に一杯のご飯と味噌汁は許容する」など、日本式にアレンジをして実践したほうが継続しやすいのではないかと思います。

本来日本人は、米、さつまいも、味噌など炭水化物中心の食生活を送ってきた民族です。ブルーゾーンと呼ばれる世界でも指折りの長寿者が住む地域の一つが沖縄です。長寿者の食事を見てみても、ほとんどが炭水化物（さつまいも）でたんぱく質、脂質はほとんど摂取していませんでした。

本書でもマーコーラ博士は、医師も常に過去の常識や理論が本当に事実であるかどうかを確認し、修正することが求められると述べています。そのため日本人にとってミトコンドリア代謝改善法を長期にわたって継続することに健康上のメリットがあるかについては、まだまだ実践しながら経過を見る必要があるということは言えます。

本書を一読すれば、これまで読んだどの健康本、栄養本よりも大きな学びが得られることがわかると思います。健康になるために、何をどう食べればよいのかだけでなく、たんぱく質を摂りすぎることの弊害や体内の鉄分が過剰になることの危険性についても、ここまでしっかりと書かれている本はほかにありません。本書の内容を学び実践することを通じて、ご自身の体調やご家族の体調がどんどん改善し、病気知らずの人生となることを願ってやみません。

細胞《さいぼう》が生《い》き返《かえ》る奇跡《きせき》の「脂《あぶら》」食革命《しょくかくめい》

著　者——ジョセフ・マーコーラ
訳　者——石黒成治（いしぐろ・せいじ）
発行者——押鐘太陽
発行所——株式会社三笠書房
〒102-0072 東京都千代田区飯田橋3-3-1
電話：(03)5226-5734（営業部）
：(03)5226-5731（編集部）
https://www.mikasashobo.co.jp
印　刷——誠宏印刷
製　本——若林製本工場

編集責任者　長澤義文
ISBN978-4-8379-5813-0 C0030

T30383